JN326244

THE MEDICAL STATISTICS WITH LOVE

恋する医療統計学

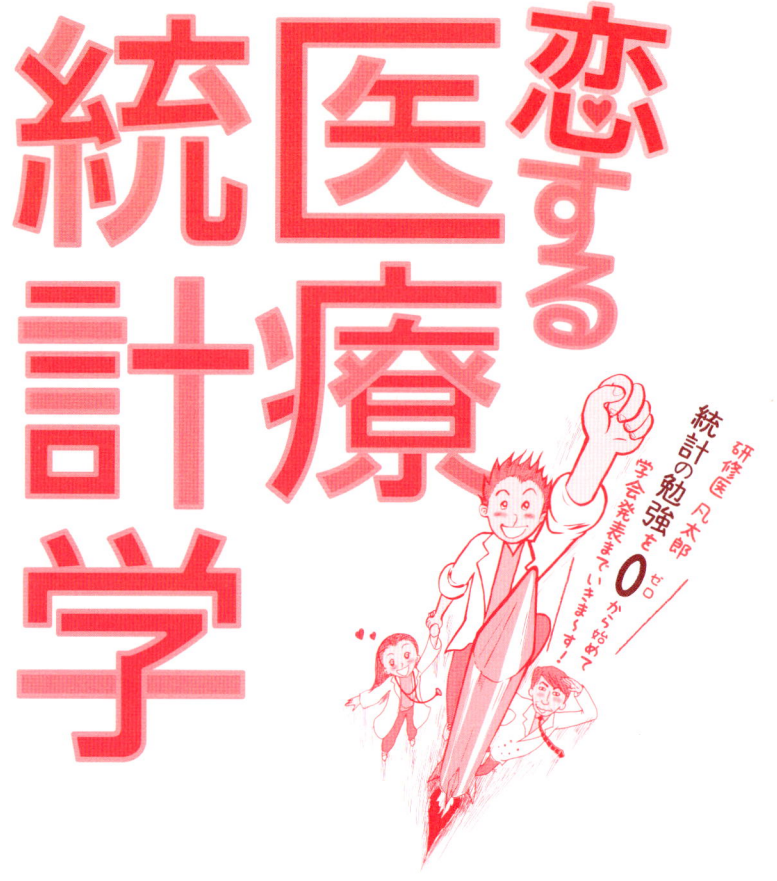

研修医 凡太郎

統計の勉強を0から始めて

学会発表までいきます～！

著 中川義久

南江堂

序　文

　「むずかしいがおもしろいに変わる」この一言が本書のコンセプトです．医療統計に関して概説した書籍は数多くあります．いずれも，わかりやすく書いたという文言が表紙や巻頭を飾っています．これは，実際にはわかりにくい書籍が積み上げられてきた事実の裏返しともいえます．

　本書では，天然キャラクターの主人公である多々野凡太郎，熱血指導医である新堂先生，頭脳明晰・容姿端麗の北条遙，彼らがカンファレンスでの巧妙な会話を通じて統計解析を楽しく解説してくれます．統計解析や臨床研究といった硬派な内容を縦糸に，凡太郎と遙の恋心を横糸にして読み物風の書籍に仕立て上げました．楽しく引き込まれるように読み進むうちに，読者の持つ統計解析への拒否感が氷解していく仕掛けです．

　この書籍は著者が単著として一人で全てを書き上げました．数多くの共著者で分担して書籍を作成することは，各々の能力が集積される面もありますが，書籍全体を通じてのコンセプトが不明確になりがちです．本書を通読してもらえば，著者の抱く統計や臨床研究への世界観を共有してもらえるものと期待します．

　この書籍は，南江堂の医学雑誌「内科」に連載した内容を書籍に再構成したものです．本書は，同社の編集部の達紙優司氏，髙橋幸子氏，鈴木佑果氏の協力なしには不可能でした．締切日が近づくたびに連載継続を断念しようと追い込まれる日々でしたが，編集部の皆さんのサポートによって一冊の書籍になるまで到達できました．ここに感謝の意を表します．

　読者の皆さんがこの書籍を端緒として統計への知識を深め，立派な臨床研究を行ってくださることを期待します．凡太郎が本書の中で成長していく姿は，読者の皆さんの成長過程を表現しています．皆さんが，凡太郎以上に成長してくだされば著者の喜びです．

2015 年 3 月

中川義久

目 次

☞ ：各項目のポイントとなる語句を示す

プロローグ 1

1 スポーツ新聞に潜む統計的考察 5
☞ EBM，95%信頼区間

2 平凡を目指す凡太郎と，平均的でない平均値 13
☞ 代表値，平均，中央値，最頻値，正規分布，四分位範囲，箱ひげ図

3 好物の桃はピーチ，苦手のp値もピーチ 25
☞ p値，帰無仮説，有意差

4 どこまでが偶然か？ 宝くじからαエラーを考察する 35
☞ αエラー，βエラー，過誤

5 イヤーピースの間にあるものは？ 聴診器に潜む診察の鍵 43
☞ 感度，特異度，検査前確率，陽性的中率

6 最強の打者は誰か？ 比較することのむずかしさ 53
☞ ランダマイズ研究，レジストリ研究，プロスペクティブ研究，レトロスペクティブ
研究，バイアス

7 ものは言いよう―表現は異なろうとも真実を見抜け！ 63
☞ 相対リスク減少率，絶対リスク減少率，NNT

8 流血の惨事から学ぶリスク比とオッズ比 71
☞ リスク比，オッズ比，コホート研究，ケース・コントロール研究

9 母と息子の絆から垣間見る相関関係と因果関係 81
☞ 相関関係，因果関係，相関係数

iv

目 次

10 ＊ たかが宴会されど宴会，差のつく名幹事を目指せ！ 91
　🔖 t検定，正規分布，非正規分布，パラメトリック検定，ノンパラメトリック検定

11 ＊ たかが宴会されど宴会，カイ二乗のカイは宴会のカイ⁈ 103
　🔖 カイ二乗検定，観測度数，期待度数，クロス集計表

12 ＊ モテるための因子は何か？　恋愛指南から学ぶ多変量解析 115
　🔖 多変量解析，説明変数，従属変数，交絡因子，ロジスティック回帰，
　Cox回帰比例ハザード解析

13 ＊ カップ麺の調理法から学ぶ生存時間解析 127
　🔖 生存時間解析，Kaplan-Meier生存曲線，log-rank検定

14 ＊ メタアナリシスはメチャアナリシス？
　　合わせ技一本から学ぶエビデンスレベル 137
　🔖 メタアナリシス，ガイドライン，エビデンスレベル

15 ＊ プロペンシティスコア・マッチングで先輩風を吹かせよう 147
　🔖 プロペンシティスコア，プロペンシティスコア・マッチング法

16 ＊ 凡太郎，学会発表デビューの巻 157
　🔖 プレゼンテーション

17 ＊ 天から降ってくるものは何か？ 167
　🔖 研究デザイン，エビデンス構築

エピローグ 173

参考文献 ——————————— 177
索　引 ——————————— 179

本書は，雑誌「内科」に2013年1月から2014年5月にわたって
連載された内容をまとめたものです．

v

登場人物紹介

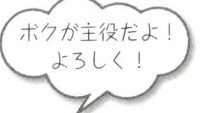

多々野凡太郎（ただのぼんたろう）(26 歳)

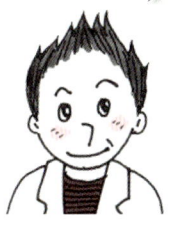

地方の進学高校を卒業後，2 浪の末に医学部に入学．度重なる留年の危機を乗り越え医学部を無事に卒業した．マッチングをくぐり抜け南江堂記念病院に初期研修医として病院勤務を始める．彼と会話をすると 3 分以内に内在する「天然キャラクター」に皆が気づく．

ボクが主役だよ！
よろしく！

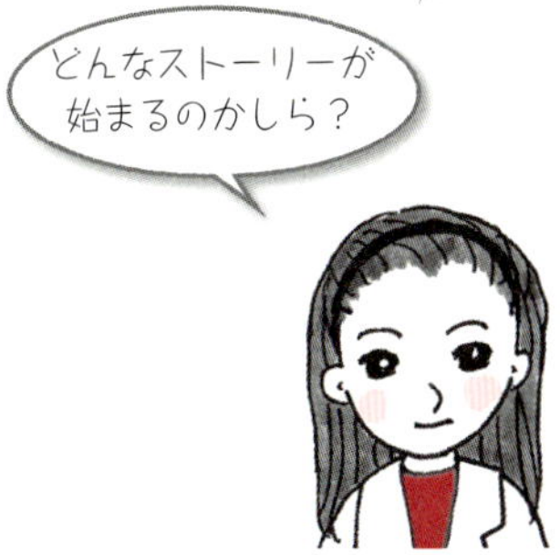

どんなストーリーが
始まるのかしら？

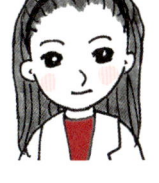

北条　遥（ほうじょう　はるか）(24 歳)

凡太郎の同僚．都会の中高一貫進学校を優秀な成績で卒業し，現役で医学部に入学．国試も難なく合格し，南江堂記念病院の初期研修医となる．頭脳明晰かつ容姿端麗な女性．

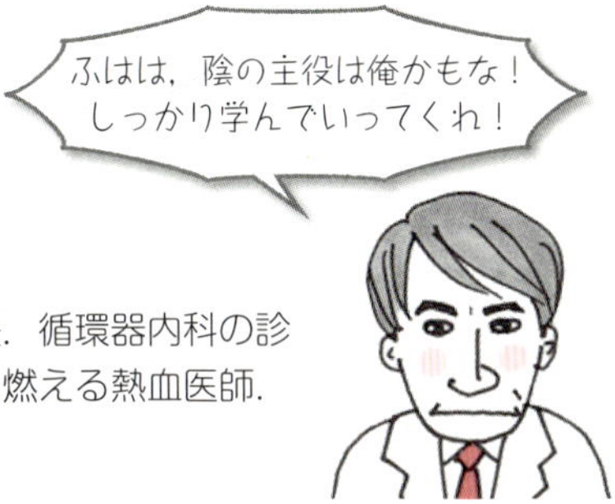

ふはは，陰の主役は俺かもな！
しっかり学んでいってくれ！

新堂栄之助（しんどうえいのすけ）(48 歳)

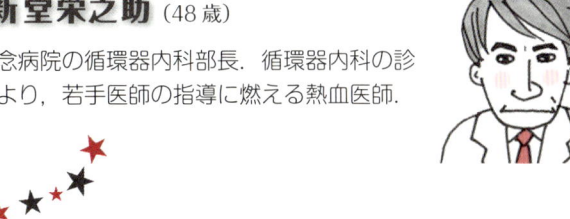

南江堂記念病院の循環器内科部長．循環器内科の診療はもとより，若手医師の指導に燃える熱血医師．

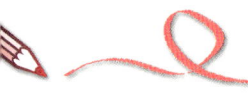

プロローグ

「皆さん，おはようございます」

　凡太郎が医学部の学生への講義を開始します．彼は医科大学の臨床疫学の教官です．彼の担当する「医療統計学講座」は学生に人気のコースで例年受講希望者が多いことで有名です．それは，むずかしいといわれる統計学を身近な話題にたとえながら，わかりやすく解説してくれるからです．今日は，その初回の講義です．

「このコースを担当する多々野凡太郎（ただのぼんたろう）です．凡太郎と呼んでくれて結構です．いきなりですが，皆さんに質問します．統計学が得意である，大好きである，そう思っている諸君は手をあげてくれませんか？」

　学生たちはお互いにまわりをキョロキョロと見回していますが，誰一人として手をあげるものはいません．

「そうですよね．皆さん統計なんて大嫌いですよね．私も皆さんと同じ年齢の頃には統計なんて大嫌いでした．"統計なんて**ほっとうけい**"という思いで，できれば避けて通りたいものでした」

　教室内は凍りついたように静まりかえっています．

「皆さん，ここで笑わなければ笑うところがなくなりますよ．さあ，笑って笑って！」

　漫談のように楽しい講義との噂ですが，ここまで寒い駄洒落への笑いを強要されることは，学生たちには想定外だったようです．

「多々野凡太郎という私の名前が示すように，平々凡々と生きていくことが私のモットーです．もしも講義の中でわからないことがあれば，遠慮なく質問してください」

　穏やかな口調で，諭すように話す凡太郎です．

「大嫌いであった統計学が，自分のライフワークとなった理由を話しておきましょう．ある人物との出会いが私を変えたのです．その人の名前は新堂栄之助先生です．私が新米医師のときに指導してくださった熱血医師です．見事な先生でした．皆さんに講義する内容は，新堂先生が私に授けてくれた内

容を再現していると思ってください」

　新堂先生を思い浮かべるように，遠くを見つめるような視線で凡太郎が言葉を続けます.

　そう言って1枚のスライドを皆に提示します.

この講義を受講して（この本を読んで）	
できるようになること	できるようにならないこと
● 統計への拒否感がなくなる，好きになる	● 統計検定が計算できるようになる
● どの場面で，どの検定法を使えばよいかわかる	統計ソフトを使用する土台ができれば大丈夫！
● 臨床研究の枠組みが理解できる	
● 統計の用語がわかる	
● 駄洒落の達人になる（?!）	

「この講義を受講してできるようになることと，ならないことを示しておきましょう. それがこのスライドです」

「質問があります」

　一人の学生が手をあげて質問します.

「この講義を聴いても統計検定の計算ができるようにならない，とあります. それでは聴講する意義はどこにあるのでしょうか」

「なるほど，もっともな質問です. 今はコンピュータの時代ですね. 統計ソフトも進化しているので，それらを使えば複雑な統計処理も瞬時に終了します. しかし，本当に大切なことはそのコンピュータが処理をしてくれる計算の背景にある意味を理解することなんです. この土台なしに統計ソフトを振り回すことは危険で，逆にいえば，意味もわからず統計ソフトを"ガラガラポン"と振り回すやつが多いともいえます. 統計ソフトが進化した時代だからこそ，統計の意味を知る必要があります. この講義を受講してから実際の統計計算の演習を受ければ，容易に正しく統計ソフトを駆使できるようになるから心配しなくて大丈夫. 統計ソフトを使用する土台づくりだと思ってく

プロローグ

ださい」

　学生たちは，すでに凡太郎の口調に引き込まれているようです．

　こうして初回の講義が始まるのでした．いったい，どのような統計学の講義が展開されるのでしょうか．講義を直接受講できない皆さんは，本書で彼の研修医時代の成長の記録と恋の行方を楽しんでください．凡太郎はどのようにして大嫌いだった統計学を克服したのでしょうか．乞うご期待です．きっと皆さんも統計学に恋することでしょう！

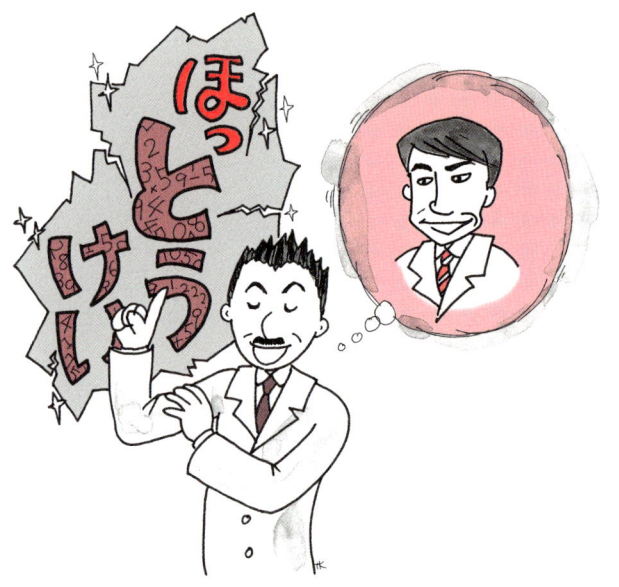

MEMO

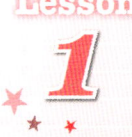

Lesson 1

スポーツ新聞に潜む統計的考察

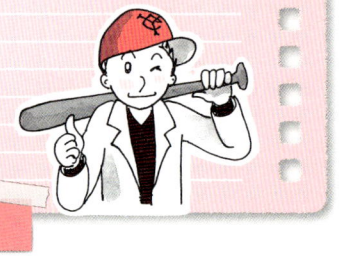

今回のポイント
EBM，95%信頼区間

　今日は初期研修の最初の日．凡太郎は研修医一同の歓迎会に参加しています．

　指導医である新堂栄之助先生が皆に話しかけます．

「私が皆の指導を担当する新堂だ．ようこそ南江堂記念病院へ．皆が研修期間中に立派な医師として成長できるように精一杯協力するつもりだ．皆もぜひ頑張ってほしい」

　働き始めたばかりの5人の初期研修医が元気よく答えます．

「頑張ります．よろしくお願いします！」

「では，各自順番に簡単に自己紹介をしてほしい」

「私は北条　遙です．東京出身です．社会に貢献できる医師となるための基本を学びたいと考えて，南江堂記念病院を研修先に選びました．高校でも大学でも硬式テニス部に所属していました．よろしくお願いします」

　この北条先生の挨拶する横顔を見た瞬間に，脳の中に強力な電流が流れたように感じた凡太郎でした．しかし，2人はこの出会いのもつ重要性にはいまだ気がついていません．

　凡太郎の順番が回ってきました．

「多々野凡太郎です．石川県金沢市の出身です．小学生から大学卒業までタダノという姓で呼ばれたことはなく，ボンタロウと呼ばれ続けてきました．その名のとおりの凡人を自負しています．平凡につつがなく人生をすごすようにと祖父が願って名付けてくれたと聞いています．趣味はプロ野球観戦です」

　そこへ新堂先生がすかさず突っ込みます．

「よし，ここでも凡太郎だ．患者さんの前では多々野先生と呼ぶが，仲間内では凡太郎だな．ところで，プロ野球はどこのチームのファンだ？」

「読売巨人軍です」

「なに？」

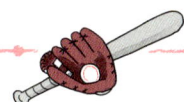

　新堂先生の顔色が変わりました．この熱血指導医が阪神ファンでスポーツ新聞を熟読することが趣味という高貴な楽しみをもつ人物であることを凡太郎は知らなかったのです．

「俺は 1 年以内に凡太郎を阪神ファンに矯正してやろう」

　新堂先生が宣言します．

「凡太郎，プロ野球はデータがモノをいう世界だ．データがモノをいうのは医学の世界も同じだな．イー・ビー・エムという言葉を知っているか？」

「EBM とは，evidence-based medicine の頭文字をとったものです．『根拠に基づく医療』という意味です．現在利用可能なもっとも信頼できる情報を踏まえて，目の前の患者さんに最善の治療を行うということです」

　凡太郎が見事に答えたことが，新堂先生のテンションをさらに高める結果になりました．

「じゃあ，規定打席数って何か知っているか？」

　新堂先生が唐突にたずねます．

「え？　はあ，よくわかりません」

「そんなことも知らないでプロ野球ファンなんて言うんじゃない！　甲子園球場に応援に集う阪神ファンにそんなこと知らんやつは一人もいないぞ．規定打席数は EBM を考えるうえで大切な鍵なんだ」

　新堂先生はさらに続けます．

「昭和 36 年のセ・リーグの首位打者は宿敵巨人軍の長嶋茂雄だ．打率 3 割 5 分 3 厘で年間首位打者になった．130 試合に出場し，543 打席に立ち，448 打数で 158 安打だった」

「そんな数字，覚えているほうが変に感じるんですが……．それに阪神ファンといいながら巨人の長嶋ですか？」

　凡太郎が正論を述べます．

「黙れ，しゃべらせろ．長嶋は阪神ファンにとっても野球の神様だな．神様の成績は記憶しておくべきものなんだ．年間試合数は 130 試合で，その 130 掛ける 3.1 の 403 打席が規定打席数だ．この 403 を長嶋の打席数が超えているので首位打者になれたわけだ．規定打席数とは，プロ野球において，リーグが発表する打撃ランキングの対象となるために必要な打席の数のことなのである」

「それと EBM と何の関係もないように思いますが……」

「凡太郎，2 打数 1 安打の打率はいくつだ？　計算できるな」

　凡太郎は，ムッとして答えます．

「打率 5 割です」

「プロ野球の 1 年間の総合打率成績の発表として，2 打数 1 安打で打率 5 割の選手が首位打者になって表彰されたらキミはどう思う？　たった 2 回だけ 1 年間に代打で打席に立ち，そのうち 1 回ヒットを打っただけのやつが首位打者になったら変だろう」

「それは変に決まっていますよ．あまりに成績を計算するデータが少ないので信頼できません」

　凡太郎は答えます．

「そう，信頼できない．そのとおりだ．ならば，10 打数 5 安打では？　20 打数 10 安打，50 打数 25 安打，100 打数 50 安打では？　1,000 打数 500 安打ではどうだ？　すべて打率 5 割だ．何となく，打数が増加するほど打率が信頼できるデータのように思えるだろう．この直観を数字で表現したものが統計学用語でいう 95%信頼区間（confidence interval）なのである」

　新堂先生の熱弁は続きます．

「仮に打率 2 割の場合の 95%信頼区間のデータを示そう」

　ホワイトボードにスラスラと書き始める新堂先生です．

打数	安打	打率	95%信頼区間
5	1	2 割（0.20）	0.0005-0.72
20	4	2 割（0.20）	0.06-0.44
100	20	2 割（0.20）	0.12-0.28
1,000	200	2 割（0.20）	0.18-0.22

「1,000 打数 200 安打で打率 2 割の選手が再び 1,000 打数打てば，95%の確率で 1 割 8 分から 2 割 2 分の間の成績を残すことが予測されるという意味だ．医学的には n 数が増えるほど統計的な精度が増すことを意味している．諸君に理解してほしいのは次のことだ．"2 打数 1 安打で打率 5 割の選手が

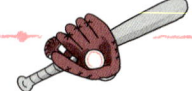

首位打者なんて許せない"と感じる野球好きのオッチャンは，95％信頼区間
という用語も知らなければ，統計なんてわからないだろうが，直感的には
95％信頼区間という概念を理解しているということだ．95％信頼区間とい
う考え方は日常から遊離した統計家の数字遊びではなく，皆が直感的に理解
していることを理論的に表現しているにすぎない．その95％信頼区間を活
かすために野球の世界では規定打席数を設けてn数を担保しているというわ
けだ」

　　凡太郎は目から鱗が落ちる思いでした．彼は，これまで95％信頼区間とい
　　う言葉は耳にしたことはありましたが，最初から理解を放棄してきたから
　　です．

「5打数1安打で打率2割の選手の95％信頼区間は，0.0005から0.72と
なっています．打率にすると0割0分0厘5毛から7割2分ですね．もし
かすると，この選手は打てない選手と決まっているわけではなく，イチロー
を凌ぐ大打者の可能性もあるということでしょうか？」

　　凡太郎が素朴にたずねます．

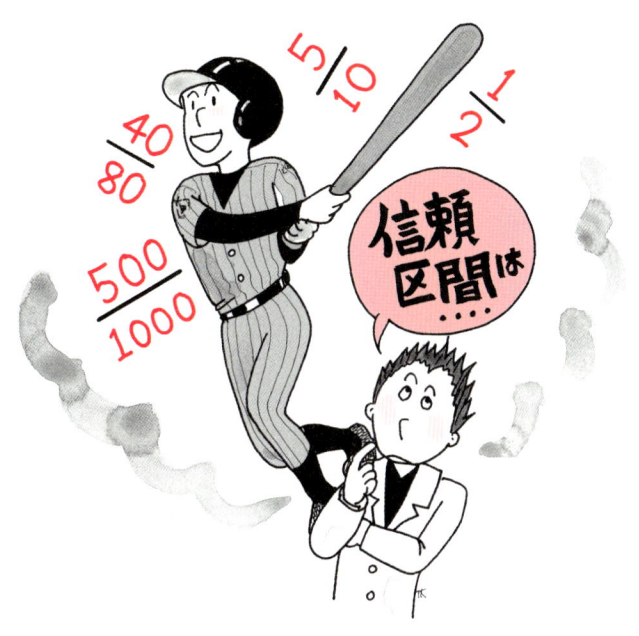

「凡太郎，なかなか鋭いじゃないか．そのとおりだ．5打数1安打で打率2割の選手は，データに信頼性がなく，海のものとも山のものとも判断がつかない，というのが適切な表現だな．もしかすると，生涯打率5割を超えるすごい選手になる可能性もあるということだ」

　　凡太郎は褒められて嬉しくなりました．そして，少し新堂先生への尊敬の念が生まれてきました．
　　新堂先生が続けます．

「こんなことは医学の世界ではいくらでもあるぞ．凡太郎はまだ知らないだろうが，狭心症や心筋梗塞の治療で冠動脈に薬物溶出性ステントを植込むという治療法がある．この治療法に残る問題点がステント血栓症といって，植込み後に時間を経てから突然にステントが閉塞するという合併症だ．冠動脈が急に閉塞するとどうなる，凡太郎」

「心筋梗塞になります」

「そうだな．そして，さらに死亡に至る可能性もある．とにかく，薬物溶出性ステント後の最大の合併症がステント血栓症だ．そのステント血栓症の発生頻度を12,800人の日本人で調べたj-Cypherという名前の研究がある．その成績では，植込み後1年の時点でのステント血栓症の発生頻度は0.54%（95%信頼区間0.4-0.68）そして2年では0.77%（95%信頼区間0.58-0.96）と報告されている（Circulation **119**：987-995, 2009）．この1万人を超えるn数のデータでも95%信頼区間は0.58-0.96と幅がある．逆にいえば10人や100人のデータでは，ステント血栓症の発生頻度を語るには信頼性が非常に低いということになる．発生頻度の低い事象を議論する場合ほど十分なn数がないと信頼に足る議論ができないわけだ．ところが，このステントが使用された当初には，みずからのわずかな経験で善し悪しを語る発言が医療関係者から相次いだ．イメージでは，"2打数1安打で打率5割だから大打者だ"，"2打席続けてヒットを打てなければダメな選手だ"といった稚拙な話がなされていたわけだな」

　　凡太郎が尊敬の眼差しで語ります．今日のこの話を聞いただけで統計の大家になった気分です．

「新堂先生，僕は統計の勉強をもっとしたいです．いろいろと教えてください」

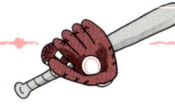

「まあ，そう焦るな，凡太郎．統計も大事だが，今のキミには患者さんの話を
よく聞いて，診察を一生懸命に学ぶほうが大切だぞ」

　これが凡太郎と新堂先生との出会いでした．この出会いが凡太郎の人生を
変えていくことになろうとは，今はまだ知る由もありません．

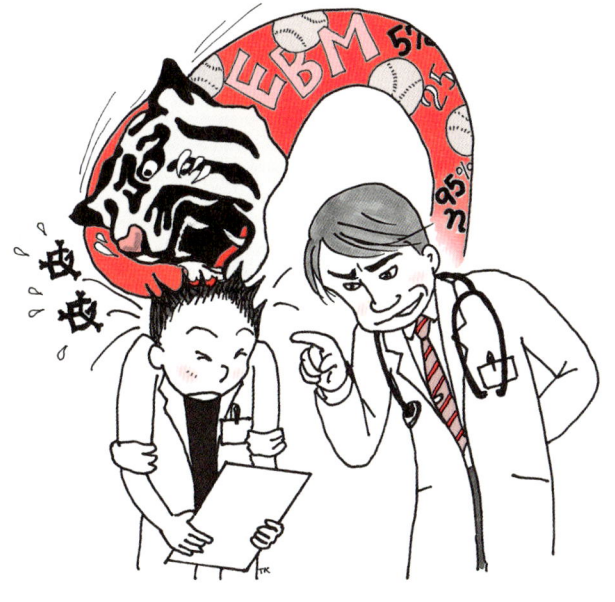

Lesson **1** スポーツ新聞に潜む統計的考察

第1回 北条先生の臨床ノート

95%信頼区間

- ☑ 95% confidence interval : 95% CI
- ☑ 1つの数値（標本の平均値）ではなく，ある程度の幅（信頼区間）で母集団の真の値を推測.
- ☑ 95% CI であれば，100回同じ調査を繰り返した場合，95回は区間内に母集団の真の値が存在.
- ☑ 標本数が多いほど信頼区間は狭くなる.

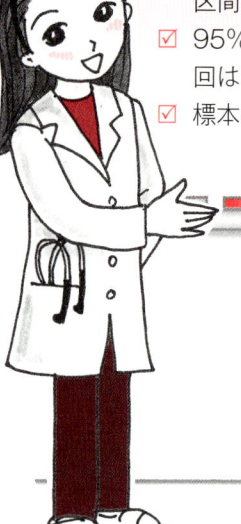

MEMO

Lesson 2

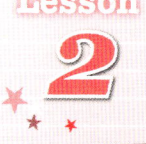

平凡を目指す凡太郎と，平均的でない平均値

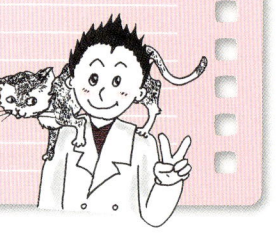

今回のポイント
代表値，平均，中央値，最頻値，正規分布，四分位範囲，箱ひげ図

「多々野先生，聴診所見を述べてください」

　患者さんを前にして新堂先生が凡太郎に指示します．今日は病棟回診です．

　回診は，診療部門の責任者が各担当医の診療状況を把握すると同時に，経験豊富な指導医が症例を前にして診察法や所見の解釈などを実地に教育するよい機会です．

「うーん．心音が入院時よりもきれいになっているように思います」

　おずおずと小声で答える凡太郎です．聴診所見に自信がないようです．

　代わりに新堂先生が，患者さんの胸に聴診器を当てた後に皆に説明します．

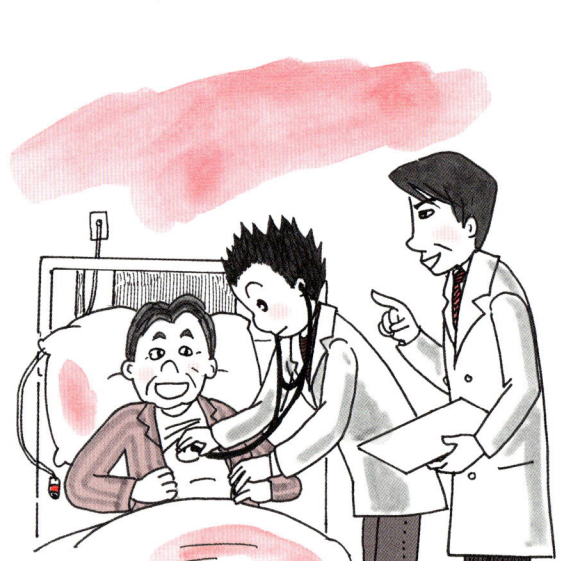

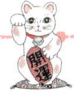

「入院時には聴取されたⅢ音も消失しているな．さらに僧帽弁逆流による収縮期心雑音も減弱している．これらは心不全の改善を示唆する心音の所見だ．"心音がきれいになる"というのは適切な表現ではないな」

凡太郎ではなく新堂先生に丁寧に診察してもらった患者さんは，安心し満足そうな表情です．急性心不全で緊急入院となった患者さんも10日ばかりですっかり元気になりました．

「ありがとうございます．入院したときには，苦しくて苦しくて，息ができなかったんです．もう，この世の終わりかと思いました．多々野先生も毎日何度も診察にきてくれてありがとう」

患者さんから感謝の言葉を伝えられて凡太郎も嬉しそうです．

「これからは再発しないように内服薬だけでなく，塩分制限などの食事にも注意してくださいね」

新堂先生の生活習慣への注意の言葉が終わらないうちに，凡太郎がしゃべり出します．

「可愛い猫ですね」

患者さんのベッドサイドに猫の写真が数枚貼ってあるのを凡太郎が見つけたのです．猫が患者さんの膝の上でうたた寝している写真もあります．

「うちで私のことを待っている猫なんです．10日以上も猫に会っていないので寂しくてたまらないんです．明日の退院が本当に楽しみです」

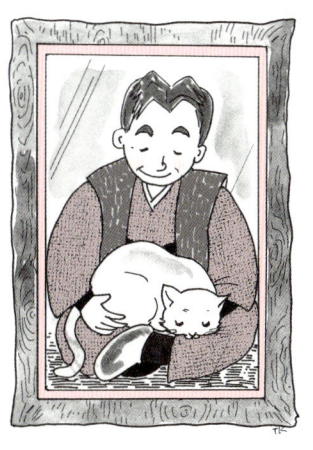

Lesson **2** 平凡を目指す凡太郎と，平均的でない平均値

患者さんが声を弾ませて話します．自分の飼い猫を褒められたのが嬉しいようです．

「僕の実家でも，子どものころから猫をずっと飼っているんですよ．猫ちゃんは退院を待っていますよ．ゴロゴロいってすり寄ってきますよ」

この凡太郎の猫好き発言に，患者さんも応えます．

「本当に猫って可愛いですよね．先生方が一生懸命に治療してくださったお蔭で早く退院できて，本当に嬉しいです」

★　★　★　★　★　★　★　★　★　★

回診が終わってカンファレンス室に皆で戻ってきました．話題はやはり猫です．ここで北条先生が発言します．

「猫みたいなペットがいると癒やされるわね．私の実家にも猫がいるけど，猫がいると何気ない生活の中にも会話が自然に生まれて，コミュニケーションや人間関係の潤滑剤になるわよね」

北条先生も猫好きのようです．彼女と自分の間に猫という共通の話題があることを知ったとたんに，凡太郎は鼓動の高まりを感じたのでした．そこに，新堂先生が突然大声で割って入ります．

「俺は，猫は苦手だ．子供のころから大嫌いだ！」

「では，犬は大丈夫ですか？　犬も可愛いですよ」

この北条先生の質問にも，新堂先生は即答します．

「犬も嫌いだ」

「信じられませんね．今や，日本は空前のペットブームといわれています．平均的な家庭ではペットはいますよ．ペットというよりも家族の一員ですね．ペットを通じて穏やかな人格が形成されるんですよ」

凡太郎は間違いなく自爆スイッチを押してしまったようです．

「すると，ペットを飼ったことがない俺は人格が崩壊しているとでも言いたいのかな」

耳を紅潮させながら新堂先生が続けます．新堂先生の耳が紅潮するのは怒っているサインではなく，研修医たちに何かを伝えたいという気持ちが高まってきた兆しなのです．

「平均的な家庭と言ったな，凡太郎．平均的であるということの意味は何か

15

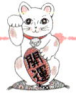

な？」

　この唐突な質問に一瞬ひるんだ凡太郎ですが，気持ちを落ち着けて何とか返答します．

「ご存じのように僕の名前は凡太郎といいます．多々野凡太郎，その名のとおり，ただただ平凡に生きてほしい，平凡に生きることは簡単なようでむずかしいことだと，もう亡くなった祖父が名付けてくれたと聞いています」

「そのとおりだ，凡太郎．平均はむずかしい．ものすごくむずかしい」

　どうやら珠玉の話の始まりのようです．皆，瞳を輝かせて次の言葉を待っています．

「今日は，平均について考えてみよう．平均について考えることは，おそらく凡太郎を理解することだからな．複数のデータ（標本）があるとき，そのデータ全体の傾向や特徴を一つの数値で表すことができる．この数値を代表値という．代表値でもっともよく知られているのが平均値（mean）だ．算術平均と呼ばれる場合もある．テストの平均点で，物心ついたころから多くの日本人が刷り込まれてきた感覚だ．しかし，代表値としては，平均値は必ずしも有効ではないのだ．平均値はどのように計算するんだ，凡太郎」

　凡太郎が“そんなことわかっていますよ”と答えます．

「平均値は，すべての標本の値を合計して，その合計値を標本数で割った数です」

「大正解．さすがにこれは大丈夫だな．では，中央値（median）と最頻値（mode）について北条先生に説明してもらおうかな」

「中央値とは，全標本のうち，ちょうど真ん中の順位にある標本の数値を指します．標本数が偶数の場合は，真ん中にもっとも近い２つの標本の数値を足して，２で割った数値が中央値になります．最頻値とは，基準の数値を一定の範囲で階級分けしたとき，もっとも多くの標本が集中する階級を指します」

　よどみなく返答する北条女史です．

「さすがは北条先生だな．では，平均値・中央値・最頻値の特徴について考えてみよう」

　ホワイトボードにグラフのようなものを書きながら，新堂先生が続けて話します．

16

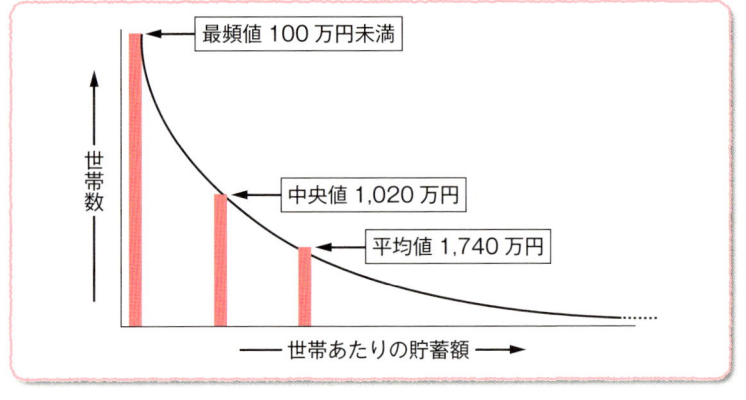

「まず，皆が理解しやすい貯蓄額のたとえ話をしよう．一度くらいは聞いたことのある話かもしれないな．政府の統計データでは，2013 年に 2 人以上で構成される全世帯の貯蓄額の平均値は約 1,740 万円と発表されている」

「えっ，皆さんお金持ちなんですね」

　凡太郎が驚いて声をあげます．

「まあ聞け，凡太郎．おそらく多くの平均的な世帯の実感は "自分の家はそんなに多くの貯蓄をもっていない" というものだろう．全世帯の貯蓄額の中央値は約 1,020 万円だ．この金額より貯蓄が多い世帯が半分，少ない世帯が半分となる」

「1,020 万円にしても立派なものですね．日本人ってすごいですね」

「ところが，貯蓄額を 100 万円ずつに区切って世帯数を調べると，最頻値は100 万円未満となる」

「なるほど．一番多いのは貯蓄が少ない世帯なんですね．もっとも耳に優しい代表値ですね．平均値が 1,740 万円，中央値が 1,020 万円，最頻値が 100万円ですか．バラバラですね」

　ホワイトボードに書き上がったグラフを示しながら，皆のほうを振り向く新堂先生です．

「どうしてこんなことになるかを説明しよう．このグラフは世帯あたりの貯蓄額と，それぞれの貯蓄額での世帯数を示したイメージ図だ．この図の右には天文学的な貯蓄をもつ超富裕層が，世帯数は少ないがさらに広く分布している．一部の富裕層が平均値をつり上げてしまっているので，平均貯蓄額は

平均的な普通の人の貯蓄額よりもずっと高い値になってしまう．だから平均値は平均的な普通の人を推し測るのには向いていない．一方，中央値は，貯蓄額が低い順に並べたときに丁度真ん中になる人の貯蓄額を表しているわけだから，少数の富裕層は中央値に影響しない．中央値は，平均的な普通の人の感覚に近くなる．最頻値は，文字どおり大多数の実感に近い数値といえる」

「平均値が平均的な感覚とずれているわけですね．日本は貧富の差が激しい国なんですね」

　改めて，驚いたように感想を述べる凡太郎です．

　そこで，新堂先生が新たに図表を書きながら話し続けます．今日は気合いが入っているようです．

```
平均値
=
中央値
=
最頻値
```

「代表値として平均値が有効となる条件は，実は限られているのだ．その条件とは，分布は左右対称であること，分布はその中央で一番高い頻度をもつこと，そして中央から両裾に向かって頻度が小さくなることだ．この条件を満たしていれば，平均値と中央値とは非常に近い値となる．非常に近いということは，つまり平均値と中央値のどちらを使ってもほぼ同じということになる．このような分布を何というか知っているか，凡太郎」

　書き上げた図を示しながら，たずねる新堂先生です．

「確か，正規分布だったと思います」

　なんとか答える凡太郎です．

「そうだな．テストの成績は通常，平均点の近くの人数が一番多く，0点や100点に近づくほど人数が少なく得点の分布は左右対称の釣鐘型になること

が多い．このような分布の型を正規分布というわけだ．身長や体重の分布など，多くの分布の型は正規分布であることが知られているが，実際には，こうした正規分布が成り立たないときも多い．その場合には平均値と中央値とは乖離する．その場合でも中央値は代表値として意味を保っていることが多い．しかし，平均値は代表値としての意味が低くなる．先ほどの例の一部の超富裕層のように他の標本の値より著しく異なる値を外れ値という．平均値は，外れ値に大きく影響され，誤差が大きくなったり，無意味な値となったりすることがある．しかし，中央値は外れ値にほとんど影響されないという長所があるわけだ」

「つまり，標本の分布が大切ということですね」

　北条先生が発言します．

「そのとおりだ．本当にキミはポイントをつかむのが早いな」

　北条先生のナイスなフォローに，いっそうヒートアップする新堂先生です．

「代表値として平均値を使うときは，分布の広がりは標準偏差で表すことが多い．入試でおなじみの偏差値は，標準偏差を利用した数値であることは諸君のほうが詳しいと思う．それに対し，代表値として中央値を使うときは，分布の広がりは四分位範囲で表すことが多い」

「四分位範囲って何ですか？」

　凡太郎が素朴に質問します．

「そんなことも知らないのか？」

　新堂先生が，凡太郎に諭すように話しかけます．

「データを最小値から最大値に順番に並べたとき，小さいほうから1/4のところの値を第1四分位数（Q1）という．また大きいほうから1/4（小さいほうから3/4）のところの値を第3四分位数（Q3）という．このとき"Q3−Q1"で与えられる値を四分位範囲（interquartile range：IQR）というのだ．つまり数式では，IQR＝Q3−Q1となる．ちなみに第2四分位数（Q2）が中央値であることはわかるな．四分位範囲には，全標本の50％の値がこの範囲に入ることを意味し，外れ値や異常値の影響を受けにくいという特徴がある．実例を示すと，疾患の長期的な予後を調べる研究では，追跡期間を示すことが必須となる．この追跡期間の表示においては，中央値と四分位範囲を用いるのが一般的だ」

突然，新堂先生がひらめいたように手を叩いて言います．

「そうだ，今日は猫から話しが始まったんだったな！ 箱ひげ図を教えてやろう」

「何ですか，それ？」

「箱ひげ図は英語では "box and whisker plot" といわれるものだ．ばらつきのあるデータの分布を一目瞭然となるように，わかりやすく表現する統計学的グラフのことだ．猫やトラのヒゲのように顔の横に飛び出したヒゲを英語で whisker という．ちなみに，男性諸君が髭剃りで剃る無精ヒゲは beard だな」

　そう言いながら，何やら図を書き始めるのでした．

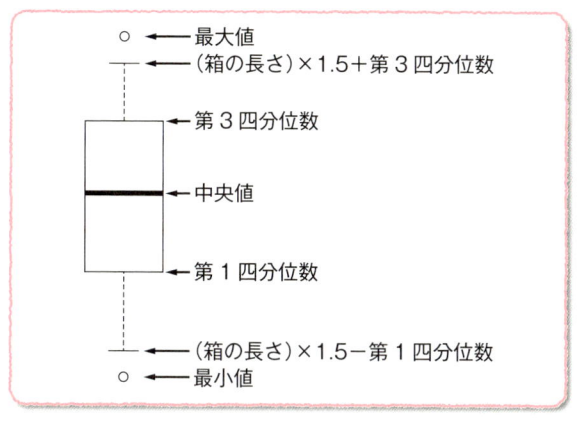

「箱ひげ図はこのように描かれる．長方形の下側の辺が第1四分位数で，上側の辺が第3四分位数だ．そして長方形の中にある太い線が中央値だな．箱の中に全標本の半分が分布していることを示すわけだ．ではヒゲは何か？ 長方形の上下に伸びるヒゲの先端は，それぞれ第3四分位数，第1四分位数からIQRの1.5倍の範囲内に存在する最大値と最小値だ．その範囲に収まらないデータは外れ値として1つずつ記号で示す」

「なるほど．文字どおり箱からヒゲが飛び出していますね．箱の中に猫の顔が入って，そこに標本分布の真ん中50%が含まれていて，上下に伸びる猫のヒゲが両端25%ずつのデータの分布を示しているわけですね．まさに，"言い得て妙"というやつですね．これを用いると，分布の偏りもわかるんです

か？」

「そうだ．ちょっと大変だが図を書いてやろう」

　そう言って大作のグラフを書き上げたのです．

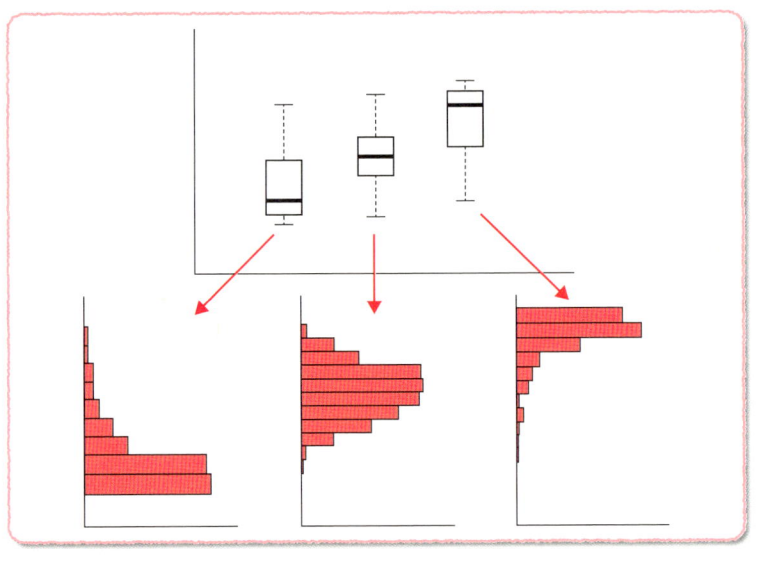

「このように分布の偏りを箱ひげ図は簡単明瞭に示すことができるのだ．どうだ？　わかったか，凡太郎」

「なるほど．分布の違いが直感的に理解できますね」

　凡太郎が驚きの声をあげます．

「箱ひげ図は分布だけでなく，外れ値をつかむことができるのも長所だな．なぜなら，外れ値にこそ新発見が潜んでいる場合があるからだ．外れ値が測定ミスなどの異常値である場合もある．平均値ばかりに目を奪われていると見落としてしまうことになる」

　新堂先生が得意そうな顔で皆を見渡します．whisker のヒゲがあれば，

　うっとりとヒゲを撫でながら話していそうな雰囲気です．

「箱ひげ図は理解できました．けれども，よくみるとヒゲが上下に飛び出ているということですから，猫は 90°首を傾け続けていないとダメですね．いかに身体の柔らかな猫でも疲れますね」

　この凡太郎のウケ狙いの質問にも応えてくれる新堂先生です．

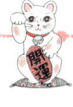

「箱ひげ図を90°回転させて，ヒゲが左右になるように書いてもいいんだ，凡太郎」

「ニャニャ！　ニャるほど！」

　大爆笑に包まれるカンファレンス室です．これまで平均値以外に代表値を考えていなかった凡太郎には，今日の内容は新鮮で勉強になったようです．ここで学んだことが"猫に小判"にならないように頑張っていこうと思う凡太郎でした．

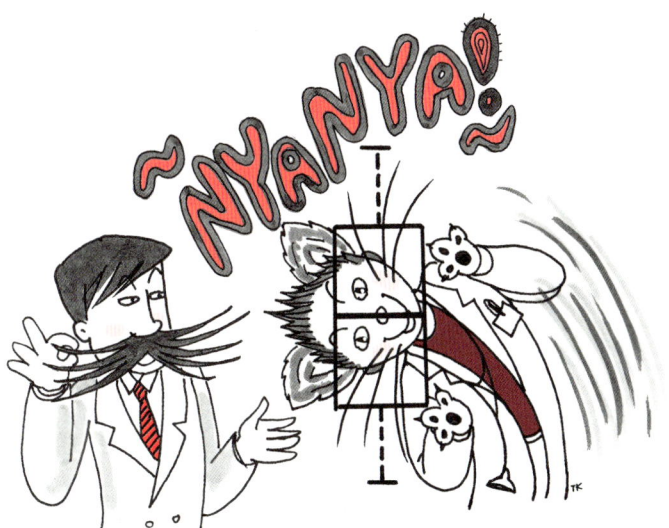

Lesson **2** 平凡を目指す凡太郎と，平均的でない平均値

第2回 北条先生の臨床ノート

☞ **データの種類**

☑ 研究対象として扱う数字が，どのような尺度データなのかを把握することが重要.

☑ 尺度変数により代表値が異なることに注意.

	尺度	意味	例
質的データ	名義尺度	●対象を分類するためにつけた符号 ●認識番号としてのみ機能する ●代表値：最頻値	学生番号，自動車のナンバー
	順序尺度	●対象を比較するためにつけた順位 ●数値の大小関係にのみ意味をもたせたもの ●代表値：中央値	運動会における徒競走の順位
量的データ	間隔尺度	●差が等間隔にある数値で加減が可能 ●代表値：平均値	温度，試験の点数
	比率尺度	●倍数関係（比）を問題にする測定値 ●原点０がある ●代表値：平均値	身長や体重

☞ **データの代表値**

☑ データ全体を要約する数値を代表値という.

代表値	
平均値（mean）	●総和 ÷ サンプル数 ●数値データで分布が対称性の場合に用いる ●データが正規分布の場合は，平均値＝中央値＝最頻値 ●分布は標準偏差で示す
中央値（median）	●データの大きさの順に並び替えたとき，真ん中の値 ●順序尺度や数値データでも分布が対称でない場合に用いる ●分布は四分位範囲で示す
最頻値（mode）	●もっとも度数（頻度）が高い値

23

MEMO

Lesson 3

好物の桃はピーチ，
苦手のp値もピーチ

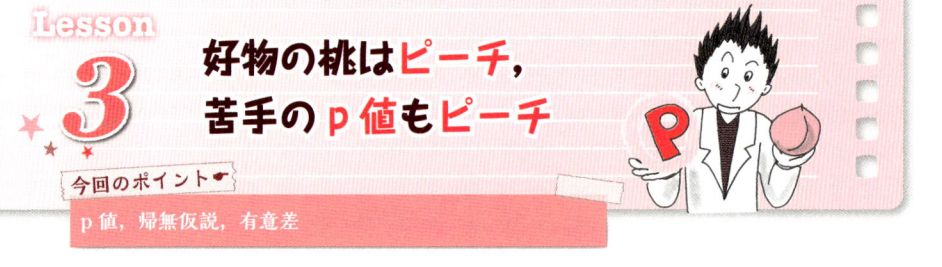

今回のポイント

p値，帰無仮説，有意差

　4月に凡太郎が南江堂記念病院に初期研修医として入職して，1ヵ月がすぎようとしていました．新堂先生が5人の初期研修医を集めて話します．

「諸君の白衣姿もずいぶんとサマになってきたな．最初は自信なさげにぎこちなく廊下の隅を歩いていたキミたちが，白衣の裾を翻して階段を駆け上る姿を見ると自分まで元気が湧いてくるよ！」

　お調子者の凡太郎が，すぐに反応します．

「元気だけが取り柄ですからね．自分はもう階段なんて2段飛びで駆け上りますよ．一生エレベーターなんて使いません．階段で生きていきます！」

　新堂先生は凡太郎を無視して続けます．

「間もなくゴールデンウィークだな．少し身体を休めてリフレッシュしてはどうかな．どこか出かけてうまいものでも食べて，いっそう元気になって連休明けからに備えてくれ」

「ヒャッホー！　ヤッター！」

　凡太郎だけでなく全員が歓声をあげます．

「うまいもの食べるのは最高っすね〜」

「俺は焼き肉食べ放題だな」

「俺は鮨だね」

　それぞれ好き勝手を言います．

「私はおしゃれなイタリアンがいいわ！」

　北条先生にしては珍しく，華やいだ口調で会話に参加します．

　凡太郎が突然に大声で言いました．

「僕は桃を腹いっぱい食べたいな〜」

　新堂先生が反応しました．鼻翼がピクピクしています．このピクピクは，研修医をとっちめてやろうという意識が新堂先生に芽生えたときに発せられるシグナルであることを，皆すでに知っています．

「桃が好きだと凡太郎？　俺は嫌いだ」

25

「桃ですよ．ピーチですね，ピーチ．甘くてみずみずしいピーチは最高でしょう．嫌いだなんて，新堂先生はうまい桃を食べたことがないんですね，きっと」

　　鼻翼のピクピクに加えて，耳たぶが紅潮してきました．新堂先生のスイッチが完全に"オン"になったときに生じる変化です．

「俺は桃も嫌いだが，ピーチはもっと嫌い，大嫌いだ！」

「桃のことを英語でピーチっていうんですよ，何言ってるんですか！」

　　研修医カンファレンス室が凍りついたように急に静かになりました．凡太郎が自爆スイッチを押してしまったことを，凡太郎以外の全員が悟ったからです．

　　新堂先生がホワイトボードの前に進み，赤のマーカーを手にしてボードに大きく書きます．

「p 値」

　　そして話し始めます．

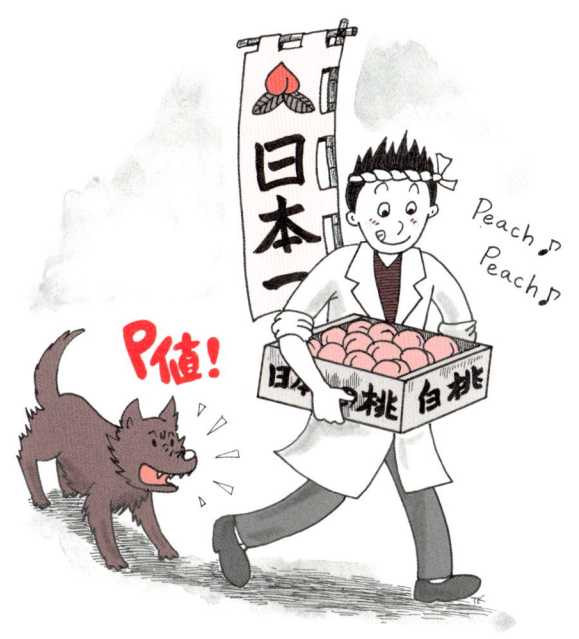

「私が本当に苦手なのは，このp値だ．凡太郎だけでなく諸君もp値に苦しめられ，悩み，必ず嫌いになっていく．そのうちp値からピーチ，そして桃が嫌いになる」

　　新堂先生お得意の飛躍的理論展開が始まりました．けれども，こういったときに新堂先生が珠玉の内容を話してくれることも研修医たちはすでに知っています．皆の眼が輝いています．新堂先生が質問します．

「医学統計におけるp値について知っていることを言ってみろ，凡太郎」

「薬の効きなどを調べる研究で，実際の薬を飲んだ群と，見せかけの薬を内服した群の間でp値を計算して，0.05よりp値が小さいと薬が本当に効いているんです．そうそう，確か見せかけの薬をプラセボというんですよ．p値が小さいほど薬の効きが強く有効なんです……」

　　凡太郎が小さな声でボソボソと答えます．自信のなさが声の小ささで明らかです．

「プラセボ以外はまったく駄目だな．キミに桃を食う資格はない」

　　こう凡太郎を切り捨てると，ボードにサラサラと表を書き出す新堂先生でした．

シナリオ①			
	心筋梗塞なし	心筋梗塞あり	発生率
スタチン内服	95人	5人	5%
プラセボ内服	90人	10人	10%

「スタチンですね，知っていますよ．コレステロールの合成を抑える薬剤ですね．ほら心筋梗塞の発生がプラセボに比べて10%から5%に減っています．スタチンは効くんですね」

　　凡太郎が勝手にしゃべり出します．

「まあ慌てるな，凡太郎．このデータは実際に行われた臨床研究ではなく，説明のために私が仮に書いたシナリオだ．100人の患者さんにスタチンの実薬を内服させ，別の100人には一見スタチンに見えるが効きめのないプラセボを投与した場合の，合計200人の対象患者で行った研究結果を示したデータ

27

と考えてくれ」

新堂先生は続けて言います.

「どうやら凡太郎は，スタチンは有効な薬剤という思考回路から逃れることができないようだな．医学はすべてを疑うことから始まるのだ」

そういうと，表のスタチンとプラセボの欄を書き直しました.

シナリオ①			
	心筋梗塞なし	心筋梗塞あり	発生率
強力粉	95 人	5 人	5%
薄力粉	90 人	10 人	10%

p＝0.18（カイ二乗検定）

「強力粉や薄力粉って何ですか？」

凡太郎だけでなく皆も知らないようです.

「両方とも小麦粉だな．小麦粉だが，蛋白質の一種であるグルテンの含有量が少なく，粘りが弱く，サクサクした食感で菓子や天ぷらの衣に適したのが薄力粉，グルテンの含有量が多く，粘りが強く，パンやパスタなどの麺類に適したのが強力粉だ．この強力粉や薄力粉を固めて錠剤をつくったと思ってくれ」

「何でも知っているんですね～」

「これなら有効な薬剤という先入観なくデータを見ることができるだろう．このデータをシナリオ①として，どう考える，凡太郎」

「さっきはスタチンが効いて心筋梗塞の発生が 10% から 5% に低下したと思いましたが，強力粉が薄力粉に比べて心筋梗塞の発生を予防するとは思えないですね．偶然に強力粉の群で心筋梗塞の発生が少なかっただけではないでしょうか」

「ようやく気の利いたことを言うな，凡太郎」

「今の凡太郎の言葉の中で一番素晴らしい表現は，"強力粉が薄力粉に比べて心筋梗塞の発生を予防するとは思えない"これだな．このように"差がない"，"有効ではない"という仮説を帰無仮説（null hypothesis）というのだ」

よくわからないけれども，褒めてもらえると，とりあえず嬉しいのが凡太郎でした．

「この場合の p 値は p＝0.18 だ．カイ二乗検定で計算したが，細かい計算法は後々に伝授しよう．強力粉が薄力粉に比べて心筋梗塞の発生を予防するとは思えない．それでもたまたま偶然に強力粉群で 100 人中 5 人の 5％，薄力粉群で 100 人中 10 人の 10％と偏ることは起きるかもしれない．その確率（probability）を計算したのが p 値で，今回は 0.18 であったわけだな．まったく有効性のない錠剤を用いても 100 回同じ研究を行えば 18 回くらいはこの程度の偏りで一方での心筋梗塞の発症が多く，他方が少なくなることが起こりうるということだな．では次に，このデータを見てくれ」

表中の人数の数字全部にゼロを追加しました．

シナリオ②			
	心筋梗塞なし	心筋梗塞あり	発生率
強力粉	950 人	50 人	5％
薄力粉	900 人	100 人	10％

p＝0.000022（カイ二乗検定）

「同じ研究を 10 倍に大規模化して，強力粉 1,000 人，薄力粉 1,000 人の合計 2,000 人で行ったとしよう．これがシナリオ②だな．やはり強力粉では 5％，薄力粉では 10％の心筋梗塞の発症があった．この場合も p 値をカイ二乗検定で求めると p＝0.000022，約 5 万分の 1 と計算される」

新堂先生はスラスラとしゃべり続けます．

「この内容を解釈すると，強力粉が，薄力粉に比べて心筋梗塞の発生を予防するとは思えない．それでもたまたま偶然に強力粉群で 1,000 人中 50 人の 5％，薄力粉群で 1,000 人中 100 人の 10％になることは起きるかもしれない．その確率を計算すると p＝0.000022 で約 5 万分の 1 であった」

凡太郎が突然に叫びます．

「0.05 より p 値が小さいから強力粉は効いていますね！」

「待て待て，よく続きを聞け．まったく効果のない強力粉でもたまたま偶然

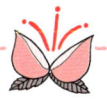

に，このような偏りが起きるかもしれないと仮定して，その確率を計算すると5万分の1であった．まったく効かない錠剤でも5万回に1回はこのような偏りは起きうるが，今回の研究で5万回に1回の非常に珍しい出来事が起きたと考えるよりも，仮定である"強力粉が薄力粉に比べて心筋梗塞の発生を予防するとは思えない"が間違っていた．つまり，強力粉が心筋梗塞の発症を抑制したと考えてもよいかもしれない．こう考えるわけだ」

　新堂先生はさらに続けます．

「ある薬剤が効かない，有効性に差がないという帰無仮説を立てて，観察した結果で発生した偏りが偶然に起こりうる確率を計算するわけだな．それが0.05，つまり1/20よりも小さければ，今回の研究で20回に1回以下の確率でしか起こらない珍しいことが起きたと考えるよりも，その薬剤が効いたと考えるほうが自然であると判断するわけだ．これを正式に何というのか知っているか？　凡太郎」

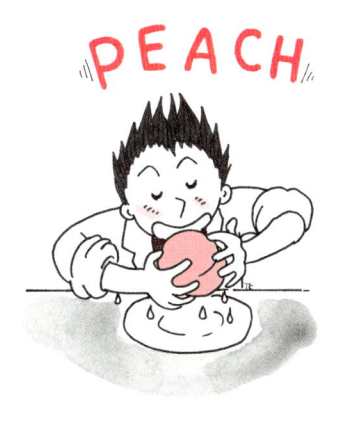

「えっ？　さっぱりわかりません」

　知らないものは答えられるはずがありません．

「誰か知らないか？」

　新堂先生が皆の顔を順に見わたします．

「帰無仮説が棄却された，というのではないでしょうか」

　大声ではありませんが，凛とした口調で自信をもって答えたのは北条先生
でした．

「そのとおりだ，北条先生．研究は，仮説を立てて，その仮説を採択するのか
棄却するのかの判断の繰り返しともいえるんだ」

　研修医の中から正解がでたことに満足げな新堂先生です．

　このようなむずかしいことをスラスラ答える北条先生のことを本当にすご
いと思う凡太郎でした．一方，凡太郎自身は，わかったような，わからな
いような，煙に巻かれた気持ちでした．家に帰ってもう一度頭を整理して
考えようと思うのでした．

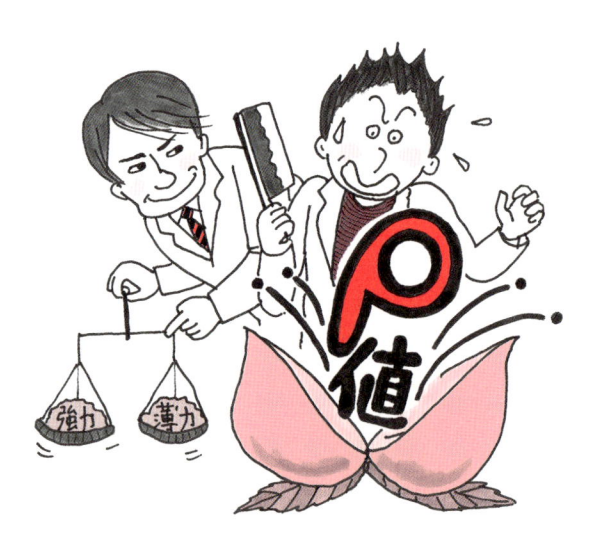

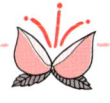

「いきなりむずかしい話だったかな？　けれども，今日話した内容は医学統計の基礎の基礎だ．必ず理解してくれ．それともう一つ，今回のシナリオ①では p＝0.18 と統計学的な有意差は証明されず，シナリオ②では p＝0.000022 で有意差ありとの判断になった．しかし，よく考えてほしいのだが，両シナリオともに 5％と 10％の発生率の偏りであり，有効性の度合いに差があったわけではない．p 値が小さいほど何だか薬の効果が強そうな気がするが，実際にはまったく関係ない．臨床的な効果の程度と統計学的な有意差には関係はないのだ．有効性の度合いは臨床的に小さな差しかなくとも研究の患者数（n 数）を大きくすれば，どんなに小さな差でも統計学的な有意差は出すことができる．逆に言えば，n 数を極端に大きくしなければならない研究は，臨床的効果が小さいことを意味する」

　　この話の内容は凡太郎の理解のキャパシティーを超えていました．何しろ途中から新堂先生の声が宇宙人の会話に聞こえてきたのです．凡太郎の口を開けたままの表情から，まったく理解できていないことは誰の目にも明らかでした．

「少しむずかしかったようだな，凡太郎．少しは p 値が嫌いになってきたか？桃はまだ好きか？」

　　ようやく新堂先生の言葉が日本語に聞こえた凡太郎でした．

「桃は大好きですが，ピーチは嫌いなりました」

　　笑いに包まれる研修医カンファレンス室でした．

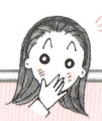

Lesson **3** 好物の桃はピーチ，苦手のｐ値もピーチ

第3回 北条先生の臨床ノート

帰無仮説とｐ値

帰無仮説	●研究者は差があること内心期待しているにもかかわらず，あえて「差がない」と無に帰する仮説を立てる
ｐ値（probability）	●観察結果が，偶然に帰無仮説どおりになる確率 ●偶然に差が出ないことは有り得る，そのまれなことが起きる確率
有意水準	●帰無仮説を棄却するために前もって決めた確率水準値 ●5％あるいは1％と決めておくのが通常
有意差あり	●ｐ値＜有意水準 ●「差がない確率」は有意水準以下→帰無仮説は棄却
有意差なし	●ｐ値≧有意水準 ●「差がない確率」を超える→帰無仮説は採択

☞ 仮説検定の考え方

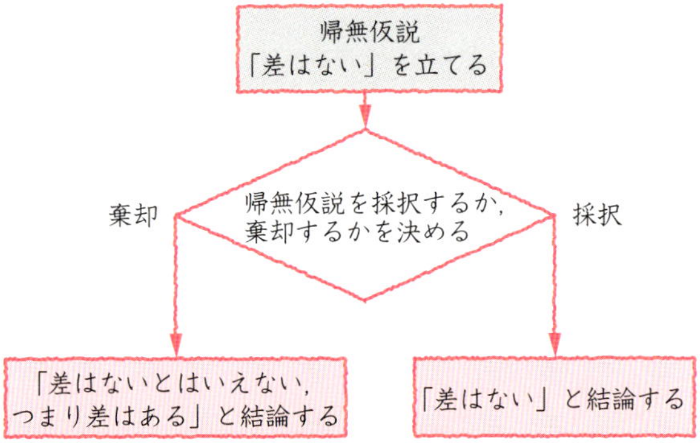

```
              帰無仮説
           「差はない」を立てる
                  │
                  ▼
  棄却    帰無仮説を採択するか，   採択
 ◄─────   棄却するかを決める   ─────►
  │                              │
  ▼                              ▼
「差はないとはいえない，          「差はない」と結論する
 つまり差はある」と結論する
```

33

MEMO

Lesson 4

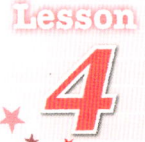

どこまでが**偶然**か？
宝くじから**αエラー**を考察する

今回のポイント

αエラー，βエラー，過誤

「いやぁ〜暑いなぁ．ではカンファレンスを開始するぞ」

　白衣の袖をまくり上げながら話す新堂先生です．研修が始まって間もなく3ヵ月になろうとしています．

「症例は68歳，男性．主訴は入院7日前からの全身倦怠感と発熱です．38℃台の発熱ですが，悪寒戦慄は伴いません．咽頭痛と鼻汁を伴い……」

　研修医のカンファレンスです．昨日入院になった患者さんについて，プレゼンテーションが行われています．

「"悪寒戦慄" は何を考えてプレゼンに加えたんだ？」

「感染性心内膜炎は頻度こそ低いものの，いったん発症すると生命に関わる疾患ですので鑑別が必要と判断しました．悪寒戦慄を伴わないことは感染性心内膜炎が否定的であることを示唆する所見と考え提示しました．後ほど検査所見として述べますが，血液培養も陰性でした」

「なるほど，よく考えているな」

　指導医の新堂先生からの質問にも，研修医もなんとか答えることができるようになっています．受け答えの内容からも初期研修医たちが成長してきていることが感じられます．3ヵ月の間に季節も変わろうとしていますが，研修医たちの成長のスピードは季節の変化よりも早いようです．新堂先生は，次世代の医師を育てることへの充実感をもって研修医の顔を順に見回します．皆，瞳が輝いています．

「ん？」

　しかし，ただ一人を除いてのようです．窓の外を眺めて，なんと鼻クソをほじりながらニタニタしている人物が一人いるのです．もちろん，それは凡太郎です．

「凡太郎！　何を笑っているんだ！」

「えへへ．知りたいですか？」

　自分が注意されようとしていることすら，気がつかない凡太郎でした．

35

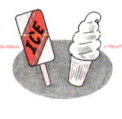

「今日は自分が強運をもって生まれてきたことを確信しました．僕は選ばれた人間なんですよ」

　　満面の笑みで話す凡太郎でした．あまりに緊張感のない返事に，叱り飛ばすことすら忘れる新堂先生です．せっかくのカンファレンスの張り詰めた雰囲気が崩れていきます．

「今日はいったいどうしたの？　多々野先生」

　　北条先生が問いかけます．

「当たったんですよ，もう1本．ほら」

　　凡太郎は頭をガリガリかきながら，1本の木の棒を差し出すのでした．そこには「1本当たり」と書かれています．

「ほしいですか？　北条先生といえども絶対にあげませんからね．今日はあんまり暑いので昼休みに食べちゃったんですよ，アイスキャンディーを．知ってますか，あのソーダ味のアイスキャンディー．かじっていくと，この素晴らしい文字が出てきたんです．当たりですよ，当たり．これを店に持っていくと，なんともう1本，タダでもらえるんです」

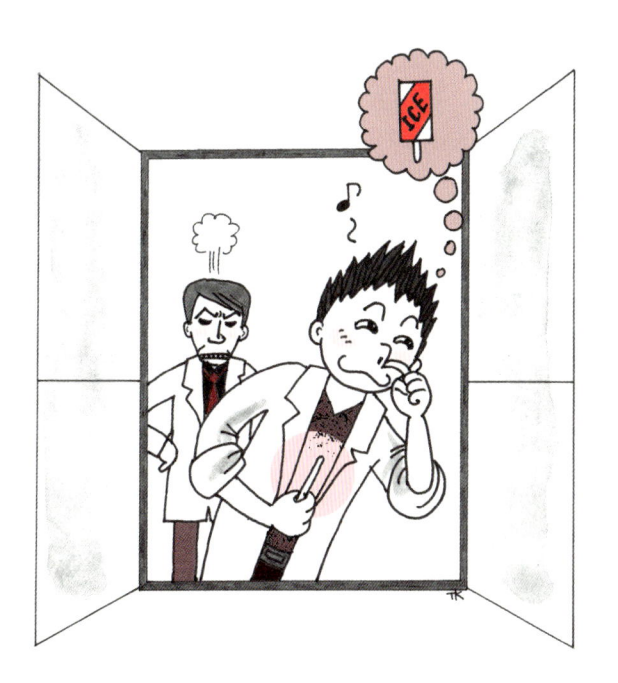

呆れかえる新堂先生でしたが，ここはバカ話に付き合うことにしました．それは，この「当たり」付きのアイスキャンディーを新堂先生も子どものころから大好きだったからです．

「凡太郎！ カンファレンスを台なしにした責任はキミにある．それにさっき"選ばれた人間"などと言ったな．平凡を地でいくお前が"選ばれた人間"などというのはαエラーだな」

どうやら新堂先生は，このアイスキャンディーの話から何か勉強になる方向に話題を展開しようとしているようです．その証拠に鼻翼がピクピクしています．その変化に気づいた他の研修医たちも，身を乗り出して聞いています．

「そのアイスキャンディーの当たりの出る確率は，いくつか知っているか？」

新堂先生が凡太郎にたずねます．

「知りませんよ．100本に1本くらいが当たりなのかな」

「おそらく25本に1本だ．何を隠そうこの私もそのアイスキャンディーが好きでな．子どものころ，仲間を集めて5年がかりで検証したのだ」

自慢げにアゴをなでながら話す新堂先生です．

「ホントですか！」

「製造会社は"子どもたちの夢"として実際の当たりの確率は公表していないがな．私も夢は夢のままでいいと思っている」

新堂先生はいったい何者なんだろうかと，皆が目を丸くしています．

「お腹をこわさなくてよかったですね．でも，25分の1の確率で当たりが出るのならp値は1/25＝0.04ですね．0.05よりも小さいから有意ですね．ほら，すごいでしょ」

凡太郎が答えます．

「お前でも計算はできるようだな．p値という言葉を使うとは素晴らしいじゃないか」

新堂先生がしゃべり続けます．

「凡太郎が自分を"選ばれた人間"と自慢する思考回路を考察しよう．アイスキャンディーが当たるp値は0.04．平凡な人間である凡太郎が偶然の導きによって当たりに出会う確率は0.04と非常に低い．平凡な人間には，偶然にしろ，そのような確率の低いことが起きるはずがない．よって，平凡な人

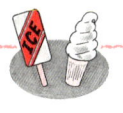

間であるというという帰無仮説を棄却して，もともと自分に"選ばれた人間"という特性があったと考えるほうが妥当である」

　そんなむずかしいこと考えていませんよ，と凡太郎が口をとがらせます．

「真実は，お前は平凡な人間で，"選ばれた人間"ではないということだ．偶然が起きただけなのに p 値が小さいということで，偶然であることを棄却して"選ばれた人間"という誤った結論を下してしまったわけだ．これを統計学では α エラーという．エラーとは誤ち，過誤という意味だな」

　いまひとつ，理屈が飲み込めない凡太郎でした．

「今のたとえではわかりにくいかもしれない．もっと理解しやすいたとえ話をしよう．キミたちは宝くじを買ったことがあるか？ ジャンボ宝くじの一等 3 億円に当選する確率は 1,000 万分の 1 といわれる．p 値は 0.0000001 だな．世の中には 2 度もジャンボ宝くじの一等賞を当てた人間がいることがわかっている．それは事実だ．世の中にはいるんだ，ラッキーなやつが．天文学的に低い確率だが起きないわけではない．このように 2 度当たる確率はいくつだ」

「1,000 万分の 1 の 2 乗ですから 100 兆分の 1 ですね」

　計算の速い研修医が答えます．

「もし 2 枚だけ買ったとすればそれで正解だ．実際には，一度に何枚も買うだろうし，購入した回数も 2 回だけというわけではないだろうから，少し違うかもしれない．だが天文学的にまれな出来事であることは間違いないな．そうすると世の中には疑いを抱く人間が必ず出てくる．"当たりの番号くじを偽造するなどのインチキをしているのではないか"と．その幸運な人間を犯罪者呼ばわりするやつが必ず出てくるんだ」

　凡太郎が，急にしゃべり出します．

「僕に説明させてください．宝くじの一等が 2 回当たるという偶然が起きたと考えるよりも，当たりくじを偽造するなどの不正をしたと考えることのほうが妥当だと判断したわけですね．善良な一般市民が偶然に導かれたという判断を棄却したわけですね．けれども，本当に偶然に 2 回当選した真面目な人が犯罪者呼ばわりされるとすると可哀想ですね．それが α エラーなんですね」

「そのとおりだ，凡太郎．少しは理論的に考えることができるようになってき

たな」

「真実としては，有効性のない薬物を p 値が 0.05 未満であるからという理由で有効と誤った判断をしてしまうことを α エラーという．では，p 値が 0.05 未満で，ある薬物 A が有効と判断されるとは，どういう意味かもう一度誰か説明してくれ」

北条先生がスラスラと説明します．

「プラセボと薬物 A でランダマイズ研究を行います．薬物 A に有効性がないという仮説，つまりプラセボと差がないという帰無仮説を立てます．差がないとして偶然に薬物 A がプラセボに比べてよい結果になる確率を計算します．それが 0.05，つまり 20 分の 1 よりも小さかったわけです．今回の研究で 20 回に 1 回よりもまれな偶然が起きたと考えるよりも，この薬物 A が有効であったと判断するほうが妥当であると考えたということです」

「では，まったく効かないことがわかっている 20 種類の粉，そうだな，以前にたとえ話をしたように，強力粉，薄力粉，メリケン粉……と 20 種類の粉について次々と研究を行うとどうなる？」

凡太郎が叫ぶように答えます．

「20 回行えば，そのうち 1 回くらいは 20 分の 1 の偶然，p 値は 0.05 の出来事が起こるはずです」

「そのとおりだ．つまり p 値が 0.05 だから有効と判断したということは，20 分の 1 の確率で本当は有効性のない薬物を，有効であると誤った判断をする可能性を認めているということになる」

ここでいったん間を置いて，ゆっくり話す新堂先生です．

「一般的な市民感情では，先ほどの宝くじの話のように天文学的に低い確率の事象に出会って初めて偶然性に疑いをもつわけだ．宝くじに 2 回当選した人間を犯罪者呼ばわりするのは間違っているが，まあ，気持ちはわからないでもない．ところが，医療の世界では 20 分の 1 の確率に出会っただけで，それは偶然ではないという主張が許されるわけだ．医者や研究者は甘やかされているのかもしれないな．俺がキミたちに言いたいのは，統計学的に有意差があったということから導かれた結論は，その p 値の分だけ間違いである可能性を内在しているということだ」

そして，凡太郎に諭すように言います．

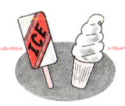

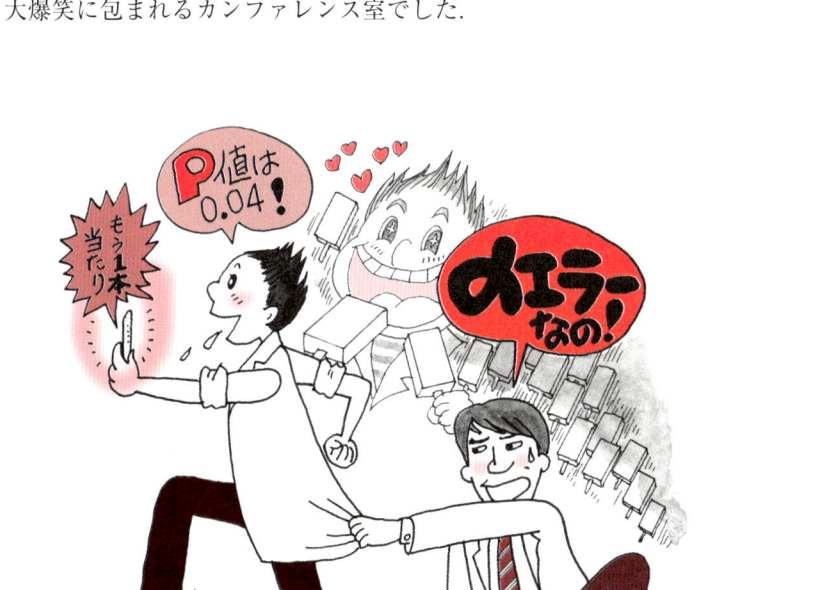

「どうだ，p 値が 1/25＝0.04 でアイスキャンディーの当たりに出会ったお前は，偶然性を棄却して"選ばれた人間"なのか？」

　シュンとして答える凡太郎です．

「僕はやっぱり凡太郎です．でも，当たりが出たのは嬉しかったんですよ．この感激が毎日あればいいのになぁ．p 値はむずかしいですね．ピーチ味のアイスキャンディーで苦手克服を目指します．そうだ，毎日 25 本を食べ続ければ，毎日当たりに出会いますよね．明日からもガリガリ食いまくります！」

　大爆笑に包まれるカンファレンス室でした．

Lesson 4 どこまでが偶然か？ 宝くじから α エラーを考察する

第4回 北条先生の臨床ノート

仮説検定における 2 種類の誤り

☞ α エラー（第 1 種の誤り）

☑ 帰無仮説が正しいのに，棄却してしまう可能性．

☑ 薬が本当は有効でないに，有効と判断してしまうこと．

☑ 有意と判断した p 値と同じだけ，α エラーの可能性がある．

☞ β エラー（第 2 種の誤り）

☑ 帰無仮説が正しくないのに，棄却しない（採択する）可能性．

☑ 本当は有効な薬なのに，有効ではないと判断してしまうこと．

☑ 研究対象のサンプル数が少なすぎて，本当は存在する有効性
　が見出せない場合に起こりやすい．

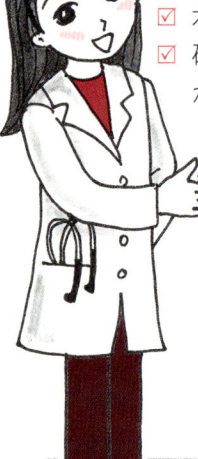

MEMO

Lesson 5

イヤーピースの間にあるものは？
聴診器に潜む診察の鍵

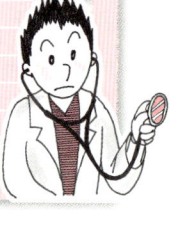

今回のポイント

感度，特異度，検査前確率，陽性的中率

「それでは救急患者カンファレンスを始めるぞ」

　新堂先生が呼びかけます．日差しは輝きを増し，真夏の到来を告げています．集まってきた研修医たちは昨年までは医学生で，国試を控えているとはいえスポーツにも時間を使い，褐色に日焼けした肌をしていました．けれども今年は違います．どの初期研修医の肌も色白のままです．休日も含め病院内ですごす時間が長く，日焼けする機会がないのです．色白とはいえ，ひ弱な感じではありません．精悍な表情です．研修医全員が緊張感をもった瞳で集中している様子を，嬉しそうに眺める新堂先生でした．

　南江堂記念病院の研修プログラムでは，1年次研修医は7月から夜間の当直で独立して患者さんを診察することになっています．それまでは先輩医師の診察に帯同して見学するのみでした．独立して診察するといっても，自分一人で「異常なし」と帰宅させたり，「入院です」と判断を下したりするわけではありません．診察と基本的な検査の後に自分の考えを先輩医師に提示して確認してもらうステップがあることは当然です．さらに今から開始される週1回のカンファレンスで，自分が救急外来で診察した症例をプレゼンテーションし，皆で議論し振り返るのです．この繰り返しが一番のトレーニングになるのです．

「症例は62歳，男性です．主訴は胸痛です」

　凡太郎がやけに真面目な表情でプレゼンを開始します．彼なりに成長し，真摯に取り組んでいるなと感じる新堂先生です．

「激しい痛みで表情は苦悶様でした．胸痛が1時間持続し改善しないため，救急車で来院しました．急性心筋梗塞を疑い心電図を記録しました．胸部誘導のV_2〜V_6でST上昇が認められましたので，専門診療科である循環器内科にコンサルテーションしました」

　凡太郎は，初めての出番で急性心筋梗塞という大物の患者さんに遭遇したようです．

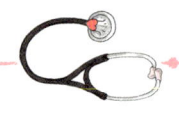

「循環器内科からの指示で緊急冠動脈造影が施行されました．左冠動脈前下行枝が完全閉塞していましたので引き続き PCI（経皮的冠動脈形成術）が施行され，血行再建に成功して今は集中治療室に入室しています」

　　プレゼンは滞りなく続きます．声が活き活きとしています．循環器内科医とともに重症症例を受け持つことになり，治療経過が順調なこともあって嬉しくて仕方ないようです．

「心筋逸脱酵素はいかがでしたか？」

「トロポニン T は陰性，CPK も正常範囲でした．どちらも心筋梗塞の場合に上昇するとされる蛋白質ですよね．おかしいなぁ．心筋梗塞なのになんで陰性なんだろう」

　　首をひねりながら答える凡太郎です．さらに質問が続きます．

「聴診所見はいかがでしたか？」

　　北条先生からの質問でした．

　　とたんに凡太郎の顔色が変わりました．救急室でこの患者さんに一度も聴診器を当てて心音や呼吸音を聴取していないことに気づいたからです．

「聴診していません……」

　　首に立派な聴診器を掛けたままであることに気づき，蚊の鳴くような小声で答える凡太郎でした．それも，北条先生から質問されて気づくとは決定的な不覚です．

　　凡太郎が，聴診という基本的な診察手技をおろそかにしていることが新堂先生にとっても許せないようです．新堂先生の耳たぶが紅潮し，鼻翼がピクピクしています．

「凡太郎，聴診器の中で一番大切なパーツは何か知っているか？」

　　飛躍した唐突な質問が新堂先生の特徴です．

「えっ？　聴診器で一番大切な部分ですか？　それは患者さんの皮膚に当てて音を収集するチェストピースでしょうか」

「いや，違うな」

　　ニタリと笑って続ける新堂先生です．

「イヤーピースとイヤーピースの間だ．よく見ろ」

　　イヤーピースとは聴診器の耳の穴に入れる部分です．両耳ありますから 2 つあります．しかし，イヤーピースの間には何もありません．わけがわか

らなくなる凡太郎でした.

「わからんやつだな. イヤーピースの間は頭だ. 脳ミソだな. 立派な聴診器を首に掛けていても判断する脳ミソがなければ話にならんな」

　新堂先生の意地悪な攻撃に泣きそうになる凡太郎でした.

「凡太郎, 聴診は診察の基本だ. おろそかにするな！ それでは聞くが, 何のために診察をするんだ？」

　当たり前の質問にキョトンとする凡太郎でした.

「診断するためでしょうか？」

「間違ってはいないが正しくもない. 検査前確率を上げることが診察の目的だ. 臨床の現場で一番大切なことだ」

　皆に説明しながら, スラスラとホワイトボードに表を書き始める新堂先生です.

検査（トロポニンＴ）	心筋梗塞を発症	心筋梗塞を発症していない
陽性	A：真の陽性	B：偽の陽性
陰性	C：偽の陰性	D：真の陰性

「凡太郎のプレゼンにもあったが, 心筋梗塞の診断にトロポニンＴを用いる. トロポニンＴは確かに心筋梗塞の診断に役に立つ検査だ. しかし, トロポニンＴが陽性であれば全員間違いなく心筋梗塞で, トロポニンＴが陰性であれば全員間違いなく心筋梗塞ではない, こうであれば理想的だが, 現実は残念ながら違う. トロポニンＴの検査結果が陽性でも実際には心筋梗塞ではない場合がある. この表では"B：偽の陽性"に該当する. さらに本当は心筋梗塞なのにトロポニンＴの検査が陰性となる場合もある. この表では"C：偽の陰性"に該当する. 凡太郎が遭遇した症例は, まさにこれだな. 冠動脈の閉塞も確認され, 心電図や症状からも心筋梗塞であることは確実だ. しかし, トロポニンＴは陰性だった. この矛盾に首をひねるだけではダメだ. 脳ミソを使って考えに考える必要がある」

　大きくうなずく凡太郎でした. ここまでの話は理解できたからです.

「検査の信頼度を評価する手段として, 感度と特異度がある. 知っているか？

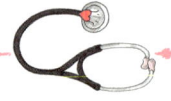

感度（sensitivity）とは，真に疾患のある人のうちで検査が陽性となる割合だな．そして特異度（specificity）とは，真に病気のない人で検査が陰性となる割合だ．つまり，感度＝A/（A＋C），特異度＝D/（B＋D）だな．ここまでの話はわかるな？　感度・特異度ともに高い検査法が理想だが，実際はそうではない．では凡太郎，質問だ」

　ビクッとして身構える凡太郎です．

「診断には，真に疾患があることを明らかにする確定診断と，その疾患であることを否定する除外診断がある．『感度は高いが特異度が低い検査法 X』と，『感度は低いが特異度が高い検査法 Y』があるとする．除外診断に役に立つのは検査法 X と検査法 Y のどちらだ？」

　うーん，頭がこんがらがる凡太郎です．

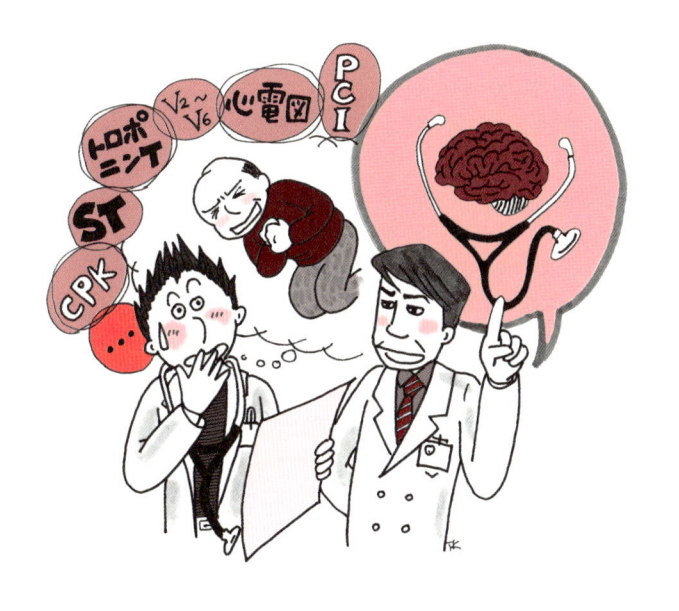

「2つに1つだ．何か答えてみろ！」

「検査法Yの，感度は低いが特異度が高い検査ではないでしょうか」

「その理由を説明してみろ」

　嬉しそうに話す新堂先生です．

「特異度が高いとは，"陰性のものを正しく陰性と判定する可能性が高い"ことを意味するわけですから除外診断に有効だと思います」

「見事に引っかかったな凡太郎！　間違っている．除外診断に適するのは検査法Xの感度が高いが特異度が低い検査法だ」

「では説明しよう．感度が高いとは，"陽性と判定されるべき人（真に疾患がある人）を間違って陰性と判定する可能性が低い"という意味だな．つまり，"検査結果が陰性ならば正しく陰性と判定される可能性が高い"ということになる．すなわち，除外診断に有効となる．特異度が高いということは，"真には疾患がないものを間違って陽性と判定する可能性が低い"といえる．これを逆の言い方をすると，"検査結果が陽性ならばそれが真に疾患がある可能性が高い"ということになる．これは確定診断に有効だな．一般的には特異度が高いときには感度が低いことが多く，偽の陰性を生じることがある．トロポニンTは心筋梗塞の診断において発症1時間では，感度10〜45％，特異度87％とされる（J Fam Pract 49：550-556, 2000）．つまり，トロポニンTは特異度が高く感度の低い検査法だ．トロポニンTが陽性であった場合に心筋梗塞の可能性は非常に高いが，検査が陰性であっても心筋梗塞が除外できる可能性は高くはないということだ」

「つまり，胸痛の患者さんがいて診断に迷ったときにトロポニンTが陽性であれば自信をもって循環器内科に相談すべきであって，逆にトロポニンTが陰性であっても心筋梗塞は否定しにくいとうことでしょうか」

「そのとおりだ，凡太郎．少しは脳ミソが働いてきたな」

　少しでも褒められると嬉しくて仕方ない凡太郎です．

「ところで，検査前確率の話はどうなったのでしょうか？」

「まあ慌てるな」

　先ほどの表に数字を書き加える新堂先生でした．

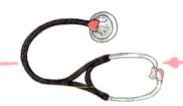

シナリオ①		
検査（トロポニンT）	心筋梗塞を発症	心筋梗塞を発症していない
陽性	A：真の陽性 40 人	B：偽の陽性 10 人
陰性	C：偽の陰性 60 人	D：真の陰性 90 人

「この場合の感度と特異度はいくつだ凡太郎」

「感度は 40％，特異度は 90％です」

「いいぞ，わかってきたな．この表の意味は胸痛患者 200 人にトロポニン T の検査を行ったということだ．その中に本当に心筋梗塞の患者は 100 人含まれているわけだから，トロポニン T の検査を行う前の検査前確率は 100/200 ＝50％となる．検査前確率＝（A＋C）/（A＋B＋C＋D）だな．心筋梗塞患者が 50％の確率で内在する集団に対してトロポニン T 検査を施行したということだ」

　新堂先生の講義が続きます．

「実際の当直の現場を考えてみよう．目の前に胸痛患者がいてトロポニン T の検査を行った．結果は陽性か陰性かのどちらかである．凡太郎が知りたいことはトロポニン T が陽性であった場合に本当に心筋梗塞である確率はどの程度かいうことではないか．これを陽性的中率という．陽性的中率は，A/（A＋B），すなわち 40/（40＋10）＝80％だな」

　スラスラと語り続ける新堂先生です．

「では次のシナリオを考えてみよう」

シナリオ②		
検査（トロポニンT）	心筋梗塞を発症	心筋梗塞を発症していない
陽性	A：真の陽性 40 人	B：偽の陽性 90 人
陰性	C：偽の陰性 60 人	D：真の陰性 810 人

「この場合の検査前確率はいくつだ」

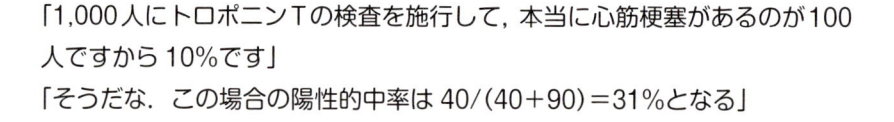

Lesson **5** イヤーピースの間にあるものは？　聴診器に潜む診察の鍵

「1,000 人にトロポニン T の検査を施行して，本当に心筋梗塞があるのが 100 人ですから 10％です」
「そうだな．この場合の陽性的中率は 40/（40＋90）＝31％となる」

シナリオ③		
検査（トロポニン T）	心筋梗塞を発症	心筋梗塞を発症していない
陽性	A：真の陽性 40 人	B：偽の陽性 990 人
陰性	C：偽の陰性 60 人	D：真の陰性 8,910 人

「ちなみに，シナリオ③のように検査前確率を 1％とすると，陽性的中率は 40/（40＋990）＝3.8％となる」
「あっ，わかりました！」
　凡太郎が大声を出します．

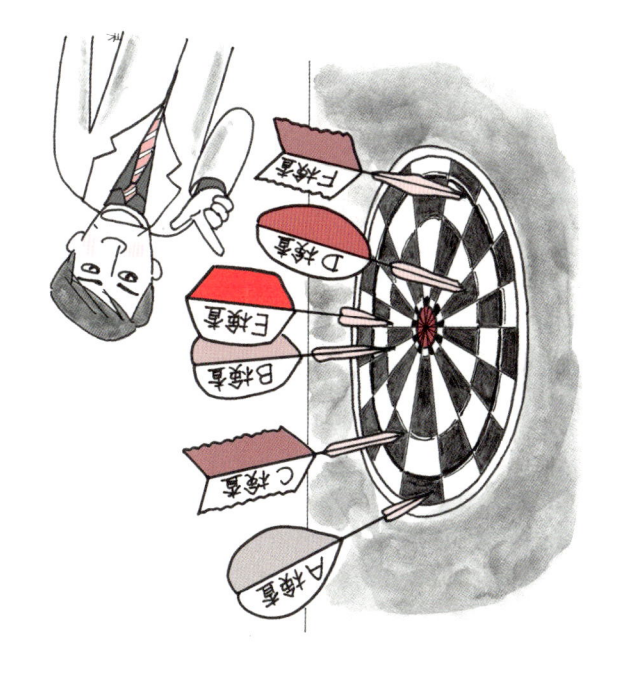

49

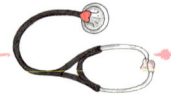

「検査前確率が下がると陽性的中率がドンドン下がっていきます．1％しか本当の心筋梗塞の患者が含まれない患者群にトロポニンTを検査して結果が陽性であったとしても，本当に心筋梗塞であるのはわずか3.8％なんですね」

「そのとおりだ．トロポニンTだけでなく，どの検査を行うにしても，その疾患である可能性の高い，つまり検査前確率の高い患者集団に検査を行ってこそ検査の陽性的中率が高まり有効な検査となるわけだ．"下手な鉄砲も数打ちゃ当たる"と闇雲に検査をしまくっても陽性的中率が低く意味がない．つまり，診察所見や問診から疾患を絞り込んで検査前確率を高めてこそ，検査の意味が生きてくるわけだな．採血だけでなくCTやMRIなどの画像診断も含め皆そうだ．検査前確率を高めるために脳ミソを使うわけだな」

　　今日はスラスラと完全にストーリーが理解できたためか，凡太郎の表情は晴れ晴れとしています．

「やっぱり頭は使わないとダメですね．聴診器，イヤーピースの間は大事ですよ．新堂先生も認知症に気をつけてくださいね」

　　やっぱり一言余計な凡太郎のようです．

Lesson **5** イヤーピースの間にあるものは？　聴診器に潜む診察の鍵

第5回　北条先生の臨床ノート

感度と特異度

☑ 感度（sensitivity）：陽性と判定されるべきもの（真に疾患の
ある人）を正しく陽性と判定する割合.

☑ 特異度（specificity）：陰性と判定されるべきもの（真に疾
患のない人）を正しく陰性と判定する割合.

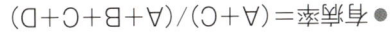

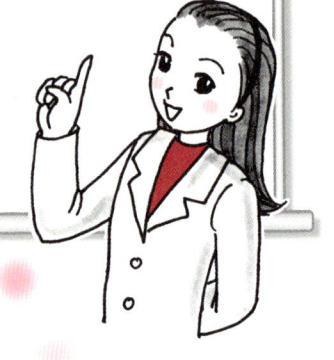

	真に疾患あり	真に疾患なし	合計
検査陽性	真の陽性（A）	偽の陽性（B）	A+B
検査陰性	偽の陰性（C）	真の陰性（D）	C+D
合計	A+C	B+D	A+B+C+D

- 有病率＝(A+C)/(A+B+C+D)
- 感　度＝A/(A+C)
- 特異度＝D/(B+D)
- 陽性的中率＝A/(A+B)

MEMO

Lesson 6

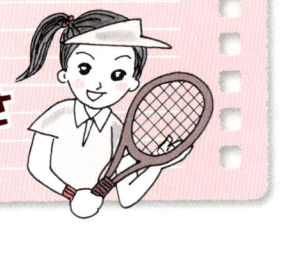

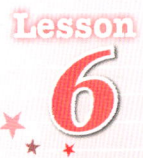

最強の打者は誰か？
比較することのむずかしさ

今回のポイント
ランダマイズ研究, レジストリ研究, プロスペクティブ研究,
レトロスペクティブ研究, バイアス

4月から始まった初期研修も夏場に入り, 研修医の皆も生活のテンポに慣れてきたようです. 朝7時半開始のカンファレンスに参加することも日常の習慣に組み込まれ, 苦痛ではなくなりました. 学生時代には間違いなくベッドの中にいた時間であったことを思えば, 別人のような生活です. みずからの成長を実感できることが忙しい日々を支えているようです. 今日も朝のカンファレンスに参加するために研修医が集まってきています.

「おはよう, 凡太郎」

同僚が声をかけます.

「おはよ…痛っ！ あっ痛〜っ」

凡太郎が右手を振りながら顔をゆがめています.

「どうしたんだ？ 凡太郎」

新堂先生が心配そうに声をかけます.

「昨日の日曜日に, 野球部の後輩の練習に参加してはりきりすぎたんですよ」

凡太郎は医学部の学生時代に野球部に加わっていました. 医学部内には運動部があり, 医学生は盛んにスポーツに取り組んでいるのが普通です.

「自分は医学部野球部のキャプテンだったんです. それで昨日は久しぶりに自由になる休日だったので, 後輩を訪ねて一緒に練習に参加したんです」

このような世間話に口出しをあまりしない北条先生が, 珍しく会話に参加します.

「私は硬式テニス部だったの, 身体を動かしたくなるよね」

「北条先生はテニス部だったんですか. きっとお上手なんでしょうね」

そう受け答えする凡太郎からは, 北条先生と話ができることが嬉しくて仕方ない様子が見え見えです.

その楽しい会話を遮るように新堂先生が割って入ります.

「俺も野球部だった. 最強の打者だったことは, 今も伝説として語られている」

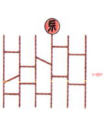

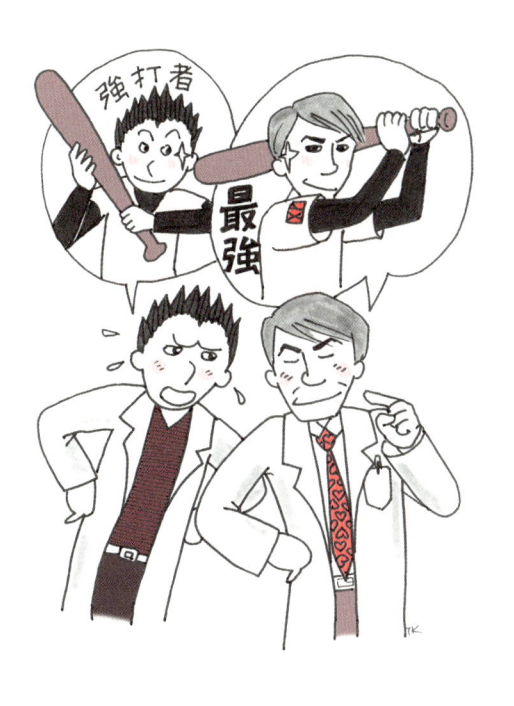

研修医の会話に割り込んでくるところをみると，常に皆の会話の中心にいなければ納得ができないようです．みずからの成績を自慢気に語るのも，新堂先生らしさが感じられる憎めないところです．

「ホントですか？ 信じられません．僕も強打者として相手チームの投手から恐れられていました」

新堂先生の自慢話を受け流す大人の対応ができないのが，凡太郎です．

「いや，凡太郎に俺が負けるとは思えない」

「絶対に僕のほうが強打者ですよ．勝負しましょうか？」

これはもう，子供の口喧嘩です．

この不毛な会話に終止符を打ったのは新堂先生でした．けれども耳たぶが紅潮し，鼻翼がピクピクし始めています．何か珠玉の話への展開が期待されます．

「丁度いい機会だ．ここで比較することのむずかしさを考えてみよう．俺と凡太郎のいずれが強打者かという今の議論では少し寂しいので，レベルアップをしよう．日本のプロ野球とアメリカの大リーグでの通算本塁打数の記録保持者は誰か知っているか？」

　研修医を見回します．

「日本では王貞治ですね．大リーグでは，ベーブ・ルースでしょうか？」

　研修医が答えます．

「キミたちは意外と古いなぁ．大リーグはバリー・ボンズだ．王貞治は読売巨人軍の選手で実働期間は 1959〜1980 年，生涯に 868 本塁打を打った．バリー・ボンズの実働期間は 1986〜2007 年で，ピッツバーグ・パイレーツとサンフランシスコ・ジャイアンツに所属し，生涯に 762 本塁打を放った．王貞治とバリー・ボンズを比較してみよう．どちらが大打者か？　本塁打の数だけでは王貞治のほうが多い．では，王貞治は"世界のホームラン王"か？」

　このように細かい数字のデータを正確に記憶しているのが，新堂先生の不思議さです．

「大リーグと日本のプロ野球では，バットや球が違うと聞きました．それに第一ピッチャーが違います．比較する土俵が異なりますよ」

　研修医が答えます．

「そのとおりだが，間違いだ．異なるのは土俵ではなく球場だ！　日本では，当時の後楽園球場はそれこそ 90 m でホームランになるような小さな球場，飛ぶボール，圧縮バットを使用するなど，アメリカに比べて打者有利な状況にあった」

「アメリカでは，王貞治はホームラン王として扱われているのでしょうか？」

　研修医から質問が出ます．

「私が聞いた話では，イチローや松井が活躍した今でも，もっともアメリカで有名な日本の野球人は王だそうだ．日本では，"世界のホームラン王"と呼ばれているが，アメリカでは"日本のホームラン王"として尊敬されている．やはり，日本のプロ野球と大リーグでは，試合数，投手，道具など背景に違う点があまりに多いからな」

　野球を語り出すと止まらない新堂先生です．

　そして，いきなりホワイトボードに表を書き始めました．まず表の枠組み

55

だけを書き上げます.

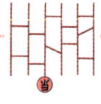

	ランダマイズ（無作為比較）研究	レジストリ研究
長所		
短所		

「今日は比較することのむずかしさを皆でとことん考えよう. まず, もう一度確認するが EBM とは何だ, 凡太郎」

凡太郎が答えます.

「EBM とは, evidence-based medicine の頭文字で, 『根拠に基づく医療』という意味です」

「凡太郎が今言ったように, 毎日の診療で出会う患者さんに最良の治療方針を決定するにあたっては, エビデンスに基づいて判断しなければならない. そのエビデンスを構築する前提として治療法を正しく比較することが必要になる」

研修医の一人が声を発します.

「そのエビデンスを構築する臨床研究の方法に, ランダマイズ研究とレジストリ研究があるのですね. 今日はそれぞれの長所や短所を教えていただけるのでしょうか」

「なかなか気の利いたことを言うな. では, ランダマイズ研究とは何かを教えてくれ. 北条先生, わかるかな」

突然の指名に臆する様子もなく答えます.

「ランダマイズ研究（randomized controlled trial：RCT）は, 無作為比較研究とも呼ばれます. ある薬の有効性や安全性をみるために, 患者さんを乱数表（くじ引き）で割り振って本物の薬と偽薬を投与するものです. 治療法の優劣をみるために, A という薬物を用いる患者さんと, B という薬物を

56

用いる患者さんを乱数表で無作為に割り振って，その効果や安全性を比較するのです．研究の結論から導かれるエビデンスのレベルが一番高いとされます」

「よし，よく勉強しているな．ではレジストリ研究についても教えてくれ」

「はい．レジストリ研究は，医学の前向き（プロスペクティブ）研究の進め方の一つです．レジストリという言葉の本来の意味は，登録とか台帳という意味です．その研究対象となる疾患の患者さんの情報を順次データベースに登録します．患者さんの数を増やし，データを積み重ねて，使用した薬物や治療法による経過の優劣について，統計学的に比較する方法です」

「いい答えだが，一つむずかしい言葉を使ったな．前向き研究とはどういう意味かな？」

「はい．まず患者さんを登録して，その患者さんを"前向き"，つまり将来に向かってデータを蓄積し分析する研究手法です．対比される方法として，現在から"後ろ向き"（レトロスペクティブ）に過去に遡ってデータを集めて分析する方法があります」

　凡太郎は口をポカンと開けたままで聞いています．北条先生が，あまりにスラスラと明確に返答するのでクラクラしたのです．内容をボンヤリとでも理解できたのが同僚としては救いでした．北条先生のこのような完璧な意見を聞くと，彼女の名前のとおりに自分には"遙"に及ばない存在に感じます．けれども，北条先生が新堂先生に褒められることが，なぜかちょっぴり誇らしく感じる凡太郎なのでした．

　新堂先生は皆の顔を眺めながら続けます．

「たとえば，虚血性心疾患の治療では冠動脈の血行再建をどのように行うかが治療の鍵となる．その手段として，冠動脈バイパス手術（CABG）とカテーテル治療（PCI）があることは皆も知っているな．CABGとPCIの比較をする目的でランダマイズ研究を行うとすると次のようになる．虚血性心疾患の患者さんの治療法がCABGかPCIかを割り振って無作為に決定する．その研究に参加した患者さんと医師は，その決定に従わねばならない．もちろん，その研究に参加することを患者さんが説明を受けて納得していることが前提となる．また，その研究に参加する患者さんの基準も決めておく必要がある．冠動脈3枝疾患の患者さんだけとか，左主幹部病変の患者さん

だけとか」

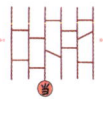

　新堂先生が，ある研修医に真顔でたずねます．

「もしもキミの父親が虚血性心疾患と診断され，血行再建が必要になったとしよう．その主治医から，CABG と PCI のどちらかの治療法を“くじ引き”で決める研究があり，協力してほしいと言われたらどうする？」

　しばらく無言で考えた後に答えます．

「悩みますね．自分の父親には，CABG と PCI のどちらが適していると思うのか，本心を主治医にたずねたいです．心臓病治療という一大事を“くじ引き”に任せることには抵抗があります．EBM の構築，そして医学の進歩に貢献したいとは思いますが……」

「よく言った．俺も自分の父親なら同じように主治医にたずねると思う．研究とはいえ実際の患者さんで行うわけだから，内心は CABG がよいと思う患者さんに PCI を行うことは倫理的にむずかしい面がある．さらに，臨床研究は倫理委員会の承認を得なければならないので，倫理面で問題のある研究は承認されない．すると実際に CABG と PCI のランダマイズ研究を行うとする場合，どのような研究デザインになると思う？　凡太郎，考えてみろ」

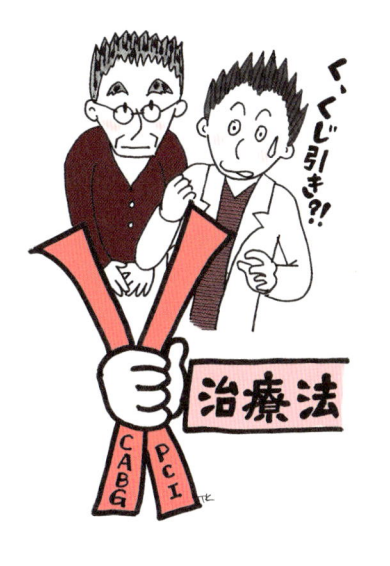

凡太郎は直感どおりに答えました.

「CABG と PCI のどちらでも施行可能で，また実際に治療法の選択で心底から迷うような患者さんのみで研究するデザインにします」

「鋭いな凡太郎！　そのとおりだ．そうなると研究に参加できる資格をもつ患者さんの間口が小さく絞られることになる．そのように研究対象を絞り込んだランダマイズ研究の結論から導かれたエビデンスを，目の前にいる患者さんに適応して治療方針を判断する場面を考えてみよう．実臨床（リアルワールド）の現場にいる虚血性心疾患の患者さんは，複雑な因子を多くもっていて，そのランダマイズ研究に参加する基準に適合していない場合が多い．その研究に参加する資格のない人に，その研究の結果をエビデンスとして適応することには問題がある．これを研究の"外的妥当性が低い"という．逆に，そのランダマイズ研究に参加する基準に適合する患者さんであれば，そのエビデンスのレベルは非常に高い．これを研究の"内的妥当性が高い"というのだ．またランダマイズ研究は，要する時間も費用も非常に大きい」

このようにしゃべりながら，新堂先生は先ほどのホワイトボードの表を完成させるのでした.

ランダマイズ研究とレジストリ研究の比較		
	ランダマイズ（無作為比較）研究	レジストリ研究
長所	● 内的妥当性が高い ● バイアスを完全に排除できる ● 結論のエビデンスレベルが高い	● 外的妥当性が高い ● 実臨床の現場を反映 ● 実施が容易 ● 結果を早く臨床現場に還元できる ● 頻度の低い事象も解析可能
短所	● 外的妥当性が低い ● 実施困難性，費用・倫理性 ● 結果が出たときには時代遅れ ● 実臨床の現場を反映しない	● 内的妥当性が低い ● バイアスを完全には排除できない ● 結論のエビデンスレベルが低い

書き上げると，さらに続ける新堂先生でした.

「ランダマイズ研究では，研究デザイン上で複雑な患者背景をもつ症例は排除されることが多く，実臨床の現場で遭遇する多彩な患者さんを反映しない

ことが問題となる．逆に，レジストリ研究では，そのような症例もデータに組み入れられており，実臨床に反映しやすいことが利点となる．CABGとPCIの比較でいえば，すべての虚血性心疾患の患者さんが研究のデータとして組み入れられていることになり，その研究から得られたエビデンスを目の前の患者さんに適応しやすいことになる．これを研究の"外的妥当性が高い"という．しかし，レジストリ研究には大きな弱点がある．ランダマイズ研究では，くじ引きでランダムに治療法を決めるため，そこに主治医の判断（恣意性）や偏り（バイアス）が入る余地はまったくない．ところがレジストリ研究では，主治医がよいと考える治療法を選択することになるので恣意性やバイアスが入ることは避けられない．この治療法選択のバイアスをいかに解析上で説明し排除するかが大切な課題となり，これが弱点でもある」

「エビデンスのレベルとしては，ランダマイズ研究が高く，レジストリ研究のほうが劣ると新堂先生も書いています．レジストリ研究の意義が私には十分に理解できないのですが」

先ほど，スラスラと名回答をした北条先生がたずねます．

「そうだな，キミの質問は正しい．俺が言いたいのは，ランダマイズ研究とレジストリ研究は単純に一方が優れているというものではないということだ．また相反するものでもなく，その役割が相補的なものであることを強調したい．お互いのよさを引き立て合ってEBMをいっそう強固なものにしていくわけだな」

「ああ，わかりました！」

凡太郎が膝をポンと叩きながら言います．

「新堂先生と僕も一緒になって南江堂記念病院で野球チームをつくりませんか？ お互い強打者であることを競い合うよりも，一緒に相補的にラインナップを組めば最強ですよね！」

「なるほど，うまく説明してくれてよくわかったわ」

北条先生が同意してくれました．天にも昇る心持ちの凡太郎です．果たして今日の講義の内容を凡太郎は理解しているのか，いないのか．凡太郎は舞い上がったまま，朝のカンファレンスは終了したのでした．

第6回 北条先生の臨床ノート

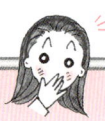

☞ 臨床研究におけるバイアス

☑ 選択バイアス（selection bias）
- 研究対象者の選び方で生じるバイアス.
- 研究対象者として選ばれた集団が母集団を正しく代表していないときに起こる.

☑ 情報バイアス（information bias）
- 観察方法や測定方法で生じるバイアス.
- 観察するときに得られる情報が正しくないために起こる.

☑ 交絡バイアス（confounding bias）
- 原因でも結果でもない研究しようとしていない第3の要因によって因果関係が影響を受けるバイアス.
- その第3の要因を交絡因子と呼ぶ.
- 要因と疾病の両方に関連する交絡因子の存在によって起こる.

☞ ランダマイズ研究 vs レジストリ研究

	ランダマイズ研究	レジストリ研究
長所	●内的妥当性が高い ●バイアスを完全に排除できる ●結論のエビデンスレベルが高い	●外的妥当性が高い ●実臨床の現場を反映 ●実施が容易 ●結果を早く臨床現場に還元できる ●頻度の低い事象も解析可能
短所	●外的妥当性が低い ●実施困難性，費用・倫理性 ●結果が出たときには時代遅れ ●実臨床の現場を反映しない	●内的妥当性が低い ●バイアスを完全には排除できない ●結論のエビデンスレベルが低い

MEMO

Lesson 7

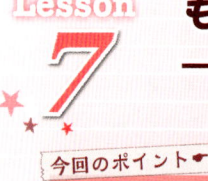

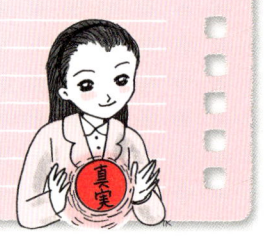

ものは言いよう
―表現は異なろうとも
真実を見抜け！

今回のポイント

相対リスク減少率，絶対リスク減少率，NNT

「おはようございます」

　北条先生が元気よく挨拶し，皆も互いに朝の言葉を交わします．

「よし，今日も頑張っていこうか！　では，今日は北条先生に一番手でプレゼンしてもらおうかな」

　この新堂先生の言葉で朝のカンファレンスが開始されます．初期研修医は，毎朝みずからの担当症例をプレゼンテーションします．カンファレンスで繰り返しプレゼンテーションをすることによって成長していきます．南江堂記念病院では，研修医は新規入院患者のプレゼンテーションの内容をすべて記憶して行うのがルールです．記憶して行うことによって，自分が聴き手になったときに頭の中に患者像を具体的にイメージすることが可能になるのです．プレゼンテーションでは限られた時間の中で自分の考えをうまく表現する技術が求められます．自分の考えを相手に伝えるためには，内容を構成し伝達しなければなりません．毎日プレゼンテーションを重ねることによって，聴き手を納得させるコミュニケーション能力が向上するのです．この能力は医療関係者間での情報伝達だけでなく，患者さんとの関係においても役に立ちます．相手が求める内容を正確に把握し「わかりやすい言葉で話す」ことは上手なプレゼンテーションの鍵となるからです．

「ふわぁ～あ」

　やはり例外は凡太郎のようです．大切なカンファレンスの緊張感を台なしにする大あくびです．あごが外れそうなあくびです．

「どうした寝不足か凡太郎？　北条先生のプレゼンだぞ．気にならないのか，お前」

　凡太郎の心の機微に触れる新堂先生の声かけも，眠気の前には意味をもたなかったようです．

「ええ，なんか寝苦しくて，昨夜は8時間しか眠れなかったんです．いやぁ

63

もう眠くって眠くって…」

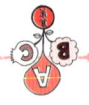

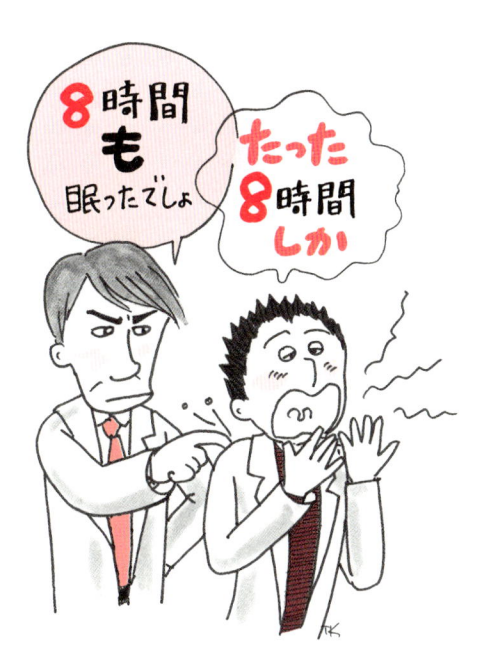

「8時間しか？ "しか" ってなんだ．8時間も眠れば十分だろう」

「学生時代なら10時間は毎日眠ってましたから，8時間ではもの足りませんね．やっぱり "しか" ですね」

　新堂先生の耳たぶが紅潮してきました．指導医に対しての凡太郎の馴れ馴れしい口調や，カンファレンスの雰囲気を台なしにしたことなどが許せないようです．

「凡太郎，俺は指導医でキミは研修医だ．立場を心得て発言するように．親しき仲にも礼儀ありだ．今日は言葉の大切さを教えてやろう」

　新堂先生の珠玉の話が始まるようです．研修医たちが瞳を輝かせて次の言葉を待っています．

Lesson 7 ものは言いよう─表現は異なろうとも真実を見抜け！

「2004年のイチローの打撃成績を知っているか？ 当時シアトル・マリナーズに在籍していたイチローだ」

　やはり新堂先生の切り口は野球です．

「2004年は，イチローが大リーグのシーズン安打記録を更新した絶好調の年だったはずですね」

　野球部出身の凡太郎が答えます．

「この年のイチローは，たった3割7分2厘の打率しか残せず，打席に立ったとしても6割2分8厘もの高率でヒットを打てなかった」

「なんだか不甲斐ない成績に聞こえますね」

　北条先生が正直な感想を述べます．

「たった3割7分2厘はないでしょう．この成績でイチローは大リーグの首位打者に輝いているはずですよ」

　凡太郎が口をとがらせて反論します．

「そのとおりだ．ただ，ものは言いようで印象が変わることを伝えたかったんだ．お前が"8時間しか眠れなかった"というのと同じだ」

　そう言いながらホワイトボードに，箇条書きの文章を書き始める新堂先生でした．

> A：この薬は，内服すると心筋梗塞の発症が50%減少する．
>
> B：この薬は，内服すると心筋梗塞の発症が4%減少する．
>
> C：この薬によって1人の心筋梗塞の発症を予防するには，25人が内服しなければならない．

「この文章は仮のシナリオだ．これは，新薬Xの有効性を表現した文章だと思ってくれ．どのシナリオの薬が一番魅力的に聞こえるか言ってみろ，凡太郎」

　凡太郎にしては，自信に満ちた大きな声で返答します．

「それは迷いようがありません．Aが一番有効な薬剤ですね，何しろ心筋梗塞が半分になるのですから．Bが次に有効ですね．まあ4%ですが減少するのですからね．Cはよくわからない文章ですが，25人もの患者が内服しても1人にしか効かないなんて薬とは思えませんね．Cの薬はダメです」

「やはり引っかかったな凡太郎！」

　そう言い放つとホワイトボードに向かって足早に進み，何やら表を書き始めました．

	心筋梗塞なし	心筋梗塞あり	発症率
新薬X内服	96人	4人	4%
プラセボ内服	92人	8人	8%

「ああ，わかったわ！」

　北条先生にしては珍しく，うわずった声で発言します．

「AもBもCも，まったく同じなんです．言葉のアヤは怖いですね．私も最初はシナリオAが間違いなく一番と感じていました」

「見破ったな北条先生，さすがだな」

　狐につままれた気持ちの凡太郎です．北条先生が何に気づいたのかまったくわかりません．

「では，解説しよう．北条先生が看破したようにAからCまで同一の事象を述べている．そこには薬剤の有効性の差はない」

　皆を見回しながら，説くように話す新堂先生でした．

「この表は，200人の患者で行った臨床研究の結果を示したものである．100人にはプラセボを内服させ，100人には新薬Xを用いて心筋梗塞の発症を観察したと思ってくれ．プラセボを内服した群は，比較対照群という意味で"コントロール群"と呼ばれることもある．新薬Xを内服した群では心筋梗塞の発症率は4%，これをexperimental event rate（EER）という．プラセボ群では心筋梗塞の発症率は8%，これをcontrol event rate（CER）という」

　そして，ホワイトボードに追加して記す新堂先生です．

EER (experimental event rate)= 4%

CER (control event rate)= 8%

「皆も理解できるように，新薬Xを内服するという介入を行うことによって，発症率が8%から4%に減少したわけだ．8%から4%に半分になったということで50%減少したといえる．これを相対リスク減少率（relative risk reduction：RRR）と呼ぶ．また，発症率が8%から4%に減少したことを引き算で計算して，8ひく4で4%減少したともいえる．これを絶対リスク減少率（absolute risk reduction：ARR）と呼ぶ」

そして書き加えます．

RRR (relative risk reduction)＝1－EER/CER＝1－4/8＝50%

ARR (absolute risk reduction) ＝CER－EER＝4%

「最後のCの文章の解釈は少しだけむずかしいぞ．8時間しか睡眠がとれていない凡太郎には理解ができないかもしれないな．この表をよく見てくれ．100人が新薬Xを内服して何人の心筋梗塞が減少したかわかるか，凡太郎」
「心筋梗塞の発症が8人から4人になったわけですから4人減少しました」
「では，1人の心筋梗塞の発症を減らすには何人の内服が必要だ」
「100人が内服して4人の発症が減ったのですから，1人の発症を減少させるには25人が内服する必要があります」

計算して答える凡太郎でした．
「そのとおりだな，凡太郎．患者1人がメリットを得るために，同様の患者何人に治療を行わなくてはならないのかを示す数字ということになる．この指標をnumber needed to treat（NNT）という」

ようやく，ここまで解説を聞いて理解できた凡太郎でした．まさに"目から鱗が落ちた"という感じで，スッキリ理解できました．
「でも新堂先生．1つの研究の結果しかないのに表現の仕方によって受ける印象がまったく異なりますね．びっくりしました」

凡太郎もうわずった声で話します．
「わかってくれたようだな凡太郎．やはり8時間も睡眠をとれば脳が回転するようだな」

嫌味を付け加えることを忘れないのが，新堂先生らしいところです．

「A，B，C の 3 つの表現は，1 つの臨床研究の内容を解説したものとして，どれも嘘は述べていない．どれも事実を正確に述べている．新しい薬剤や治療法の有用性を相対リスク減少率（RRR）で表すと，たとえば成績が 50%対 25%でも，10%対 5%でも，さらに 1%対 0.5%でも，同じように RRR は 50%と表される．臨床上はわずかな差であっても大きな数字に置き換えられ，誤解を招きやすい．一方，絶対リスク減少率（ARR）は，個々の患者に応用しようとする場合に理解しにくい．それらの欠点を解決するために登場した指標が NNT だ．NNT が 100 というと，100 人に投薬して 1 人にイベントが予防できるということになる．残り 99 人に効かなかったという表現は，厳密には正確ではない．99 人は，内服しても，しなくてもイベントには関係なかったという解釈になる」

　何だか話がむずかしく感じてきた凡太郎でした．

「少しむずかしい質問をするぞ．NNT の数字が大きいほど薬の効きが良いのか悪いのかどっちだ？」

　たたみかけるように質問する新堂先生です．

「1 人が内服すれば，その 1 人に必ず効く NNT＝1 が一番有効なはずですから，NNT という指標が大きい薬剤や治療法ほど有効性が低いということではないでしょうか」

　凡太郎にしては素早く返答しました．

「そのとおりだ．凡太郎，わかっているじゃないか」

　嬉しそうな新堂先生です．さらに続けます．

「一般的に NNT が 10 以下の治療法は非常に有効であるとされる．逆に NNT が 100 を超えると，医師はその有効性を実感しにくいといわれている．もちろん，これは目安であり正確なものではないが参考になる数字だな」

　ホワイトボードに記した内容を消しながら，満足げな表情で話す新堂先生です．

「どうだ．わかったか，凡太郎．キミがもし製薬会社の社員で新薬 X の販売を伸ばそうと思ったら，A，B，C の中でどの表現で説明したくなるかな？」

「うーん，やっぱり A が薬が効くように感じますよね．A を宣伝文句に使いたくなりますね」

　凡太郎が答えます．

68

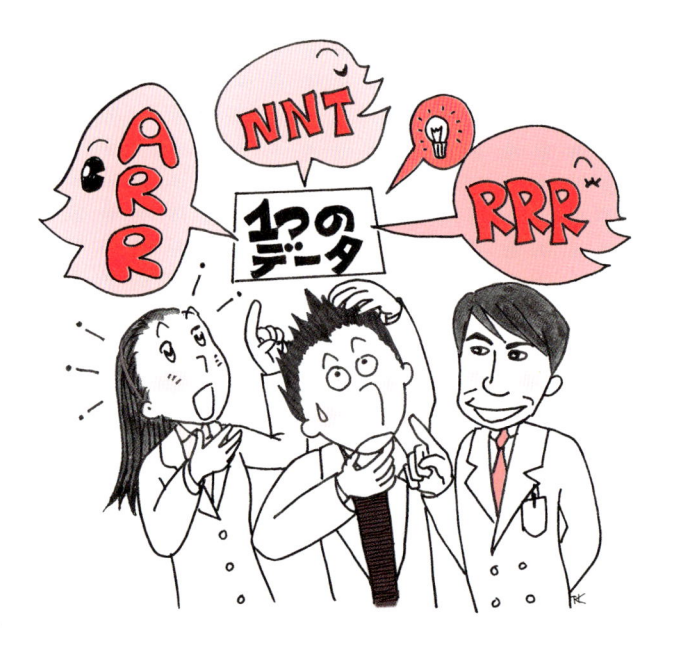

「そうだな．今日の話で大切なことは，異なった表現が3つあろうとも，その背景にあるデータは1つであるということだ．そのデータに立ち返って冷静に分析する能力が一番大切だ．わかったか，凡太郎」

そう言って凡太郎の肩をポンと叩く新堂先生です．

凡太郎は今日の話が久しぶりに完全に理解できた内容だったこともあり，いっそう新堂先生への尊敬の念が高まりました．これからは新堂先生と話をするときには，その尊敬の気持ちを伝えるように言葉を選んで丁寧にしゃべろうと思うのでした．凡太郎も少しずつですが確実に成長しているようです．

第7回 北条先生の臨床ノート

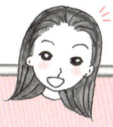

相対リスク減少率, 絶対リスク減少率, NNT

	アウトカムなし	アウトカムあり	合計
実薬群 (介入群)	A	B	A+B
プラセボ群 (コントロール群)	C	D	C+D
合計	A+C	B+D	A+B+C+D

- 介入群イベント発生率（experimental event rate：EER）
  $=B/(A+B)$
- コントロール群イベント発生率（control event rate：CER）
  $=D/(C+D)$
- 相対リスク（relative risk：RR）$=EER/CER$
  $=B/(A+B)\div D/(C+D)$
- 相対リスク減少（relative risk reduction：RRR）
  $=1-RR$
- 絶対リスク減少（absolute risk reduction：ARR）
  $=CER-EER$
- 治療必要数（number needed to treat：NNT）
  $=1\div ARR$

Lesson 8

流血の惨事から学ぶ
リスク比とオッズ比

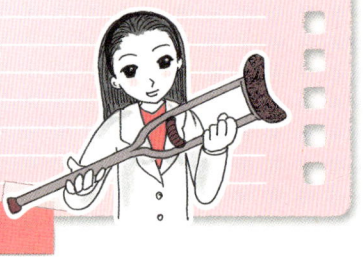

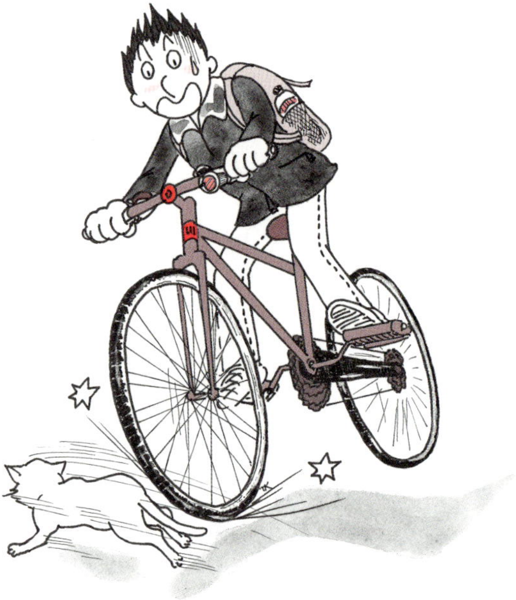

今回のポイント
リスク比，オッズ比，コホート研究，
ケース・コントロール研究

「おはようございます，新堂先生．おはよう，北条先生」

　今日も凡太郎が元気にカンファレンスに登場します．

「おはようございます」

　皆が，朝の挨拶を交わします．

「キャー！　多々野先生，血が出てる！　大丈夫？」

　北条先生が，驚いて声を上げます．凡太郎の額に傷があり，眉のほうに血
が流れています．

「げっ！　ホントだ！　血が出てる！」

　自分のオデコを触って，ようやく出血があることに気づいた凡太郎です．

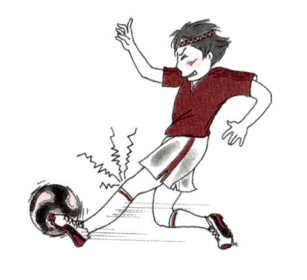

「今朝，自転車で病院に向かう途中で猫が飛び出してきて，その猫を避けよう
としてハンドルを切ったらブロック塀に顔を擦ったんです．血が出ていると
は思わなかったのに．あいたたぁ～．急に痛くなってきた！」
「とにかく傷の処置を受けてこい，凡太郎」
　　新堂先生も，さすがに優しい声をかけます．
「自分が怪我をしても猫を守ってあげたのね，多々野先生は」
　　北条先生がフォローしてくれます．この一言で傷の痛みも吹っ飛び，飛び
　　出してきた猫に感謝の気持ちすら感じる凡太郎でした．

★　★　★　★　★　★　★　★　★　★

　　しばらくすると消毒を受け絆創膏を貼った凡太
　　郎が，カンファレンスに復活してきました．
「凡太郎，大丈夫か．医師生命を絶たれるような怪
我でなくてよかったな」
　　新堂先生が迎え入れます．
「僕のことでカンファレンスに迷惑をかけて申し
訳ありませんでした．僕は大丈夫です．続けてく
ださい」
　　凡太郎のカンファレンスの流れを妨げまいとする，大人の発言に驚く新堂
　　先生です．臨床の現場に立つことで，医学的な知識だけでなく社会人とし
　　ての振る舞いも身につけてきているようです．研修医の成長に嬉しさを感
　　じ，急に皆に何かを話したくなってきた新堂先生でした．
「凡太郎の怪我で思い出した．俺は野球部で将来を嘱望されていたが，肘を痛
め野球人生を断念した過去がある」
　　このような突拍子もない話題転換は，新堂先生の珠玉の話が始まるサイン
　　であることを，皆すでに知っています．凡太郎の気遣いを台なしにして，
　　カンファレンスを脱線させます．
「私もテニスで肘を痛めたことがあるわ！」
　　北条先生も新堂先生の調子をアップさせる発言をします．
「俺はサッカーで膝をやっちゃったよ」
　　他の研修医も盛り上げます．

「確かにサッカーは怪我が多いな．サッカーは急に走る・止まる・方向を変える・シュートを打つと，膝に負担がかかるからな．では，サッカー選手とサッカー以外の種目の選手（非サッカー選手）で，どちらが膝の怪我が多いかを科学的に調査するには，どうすればよいか考えてみよう．キミならどうやって調べるかな，北条先生」

「そうですね．私でしたら，現時点で膝に故障のない，サッカー選手と非サッカー選手を各100人ずつ集め，3年間にわたって前向きに調べる研究を企画します」

スラスラと返答する北条先生を女神のように感じる凡太郎でした．

「うん．素晴らしい答えだな．そのような研究デザインを何と言うんだ？」

こう質問しながら，ホワイトボードの表を書き始める新堂先生でした．

表1			
	疾患の発生		
	膝の故障(＋)	膝の故障(－)	計
サッカー選手	a	c	a+c
非サッカー選手	b	d	b+d
計	a+b	c+d	

「コホート研究（cohort study）です．ある要因に曝露した集団と曝露していない集団を一定の期間追跡して，研究対象となる疾患の発生率を比較することで，要因と疾患発生の関連を調べる観察的研究です．この場合では，サッカー選手か非サッカー選手かの違いが曝露される要因となり，膝の故障が研究の対象となる疾患になります」

よどみなく発言する北条先生から，後光が差すように感じる凡太郎でした．

「そうだな，表1が大枠の研究デザインだ．『サッカー選手』または『非サッカー選手』の2つ，そして膝の故障の『あり』と『なし』の2つ，この2×2のデータ表から考えることになるな．では，北条先生の3年間のコホート研究の結果のデータが次の結果であったとしよう」

そう言いながら，ボードの表に数字を書き込む新堂先生です．

表2			
	疾患の発生		
	膝の故障（＋）	膝の故障（－）	計
サッカー選手	a＝30	c＝70	100
非サッカー選手	b＝20	d＝80	100
計	50	150	

「サッカー選手が膝の故障を起こすリスク＝a/（a＋c）となり，非サッカー選手が膝の故障を起こすリスク＝b/（b＋d）となる．このリスクを発症率と言い換えてもよい．サッカー選手が非サッカー選手に対して膝の故障を起こす比率をリスク比（risk ratio：RR）という」

そう言ってさらに書き加えます．

サッカー選手が膝の故障を起こすリスク　　＝a/（a＋c）＝30/100＝0.3

非サッカー選手が膝の故障を起こすリスク　＝b/（b＋d）＝20/100＝0.2

サッカー選手が非サッカー選手に対して膝の故障を起こすリスク比は，0.3/0.2＝1.5

凡太郎も会話に加わろうと発言します．

「つまり，サッカー選手が非サッカー選手に対して膝の故障を起こす確率が1.5倍であるということですね．リスク比は，ある要因をもつ人が要因のない人と比べてどれだけ疾患にかかりやすいかを示す指標なのですね」

「そのとおりだ凡太郎，わかってるじゃないか．では，北条先生の提案したコホート研究は確かに素晴らしいが，何か弱点はないか？」

「えっ？　弱点ですか？　完璧な提案のようですが．う～ん．そうですね，研究を開始してから3年間も待たなければ結果が出ないのがツライですね．僕は気が短いので待てません」

凡太郎がなんとか答えます．

「そのとおりだな．北条先生の提案したコホート研究は，研究を開始したときには対象としている疾患にかかっておらず，将来その疾患にかかる可能性がある対象者を母集団として設定し，その集団を追跡調査して研究期間中に起きた疾病発生数を数える研究だからな．したがって，結論が出るまでに時間を要する．これが未来に向かって行う"前向き研究"という由縁だな．では，気の短い凡太郎はどのような研究を企画する？」

　凡太郎にさらに質問する新堂先生です．

「え〜っとですね．すでに膝に故障のある選手を集めてどんなスポーツをしていたのか，そして膝に故障のない選手も集めてどんなスポーツをしていたのか，これを調査して比較します．もしサッカーが膝の怪我を起こしやすいのであれば，膝に故障のある者の中にはサッカー選手が多いはずです．これならば，すぐに調べることができます」

「素晴らしいじゃないか凡太郎！　頭に怪我をして回転がよくなったようだな」

　チクッとした一言を加えつつも凡太郎を褒める新堂先生です．

「はい．怪我の功名です」

　凡太郎も負けずに言い返します．

「では，この表3を見てくれ．ある時点ですでに膝に故障のある選手50人を調べると，サッカー選手は30人，非サッカー選手は20人であった．膝に故障のない300人の選手を調べると，それぞれ140人と160人であった」

表3			
	疾患の発生		
	膝の故障（＋）	膝の故障（−）	計
サッカー選手	a＝30（60％）	c＝140（46.7％）	170
非サッカー選手	b＝20（40％）	d＝160（53.3％）	180
計	50（100％）	300（100％）	

「膝に故障のある選手の中でのサッカー選手の割合は a/（a＋b），同様に膝に

故障のある選手の中で非サッカー選手の割合は b/(a+b) となる．この２つ
の割合を オッズ という．さらに膝に故障のない選手の中でのサッカー選手の
オッズを算出する．そして，この２つのオッズの比率を オッズ比（odds
ratio：OR） というのだ．膝の故障を起こすことについてサッカー選手の
オッズ比を示すと次のようになる」

　そう言いながら，ホワイトボードに次のような式を次々と書き加えます．

膝の故障（＋）のうちサッカー選手であることのオッズ＝60％/40％＝1.5

膝の故障（－）のうちサッカー選手であることのオッズ＝46.7％/53.3％＝0.876

膝の故障（＋）に対してサッカー選手のオッズ比＝1.5/0.876＝1.71

「ややこしく感じるかもしれないが，すべてを一括して書き直すと次のよう
になる」

$$
\text{オッズ比}=\cfrac{\dfrac{\text{膝の故障（＋）のうちサッカー選手の割合}}{\text{膝の故障（＋）のうち非サッカー選手の割合}}}{\dfrac{\text{膝の故障（－）のうちサッカー選手の割合}}{\text{膝の故障（－）のうち非サッカー選手の割合}}}
$$

$$
=\cfrac{\dfrac{a/(a+b)}{b/(a+b)}}{\dfrac{c/(c+d)}{d/(c+d)}}=\cfrac{\dfrac{a}{b}}{\dfrac{c}{d}}=\frac{a\times d}{b\times c}=\frac{30\times160}{20\times140}=1.71
$$

「この意味を解説しよう．これは膝の故障で引退を余儀なくされた選手に対
して，『非サッカー選手ではなくサッカー選手になったことが，膝の故障に
1.71 倍の関与をもっていた』ということを意味する．この値が１を超えてい
ることは，膝の故障を起こす者は，非サッカー選手よりもサッカー選手に多
いということを示している」
「つまり，オッズ比とは，疾患のある人で疾患のない人に比べて，疾患の要因
がどれくらい関与しているかを示す指標なのですね」
　凡太郎が自分に言い聞かせるように発言します．
「そのとおりだな，凡太郎」

「何か禅問答のようでわかりにくいですね」

　凡太郎が思わず正直に言います.

「確かにややこしいな. オッズという概念は理解しにくく, むしろオッズ比のほうが理解しやすいと思う. ところで, このような研究デザインを何というか知っているか凡太郎？」

　新堂先生が凡太郎に質問します.

「う～ん」

　言葉に詰まる凡太郎です.

「では北条先生, 助けてやってくれ」

「はい. ケース・コントロール研究（case-control study）です. 疾患群（ケース）である膝の故障（＋）と, 対照群（コントロール）である膝の故障（－）について, 過去に遡ってリスク因子の曝露について調査したことになります. つまりサッカー選手かどうかという曝露因子を後ろ向きに調べた研究ということになります」

「うむ, さすがは北条先生だな」

　新堂先生が付け加えます.

「大事なことが一つある. このケース・コントロール研究の弱点は, 膝の故障そのものの発症率がわからないことだ. あくまでも『膝に故障のある選手50人』と『膝に故障のない選手300人』を別個に集めてきて, それぞれでサッカー選手か非サッカー選手かの関与を評価しただけだな. この研究からは, たとえばサッカー選手が膝の故障をどの程度起こすかについては, まったくデータが得られない. 一方でコホート研究では, 母集団を確定して前向きに調査するので発症率は明確に算出可能となる」

「私には, 発症率も算出できるコホート研究のほうが優れているように思います. オッズ比よりもリスク比のほうが理解もしやすく説得力があります」

　北条先生が食い下がります.

「そのとおりだな. 確かにコホート研究のデータのほうが解釈しやすいな. しかし, 実際の研究ではコホート研究がむずかしい場合があるんだ. リスク比が計算できるのは全体の母集団がはっきりしている場合に限られる. これは言うほど簡単ではない. 母集団を確定することがむずかしい場合も多く, また発生頻度の非常に低い疾患を調べるには膨大な数の母集団を追跡すること

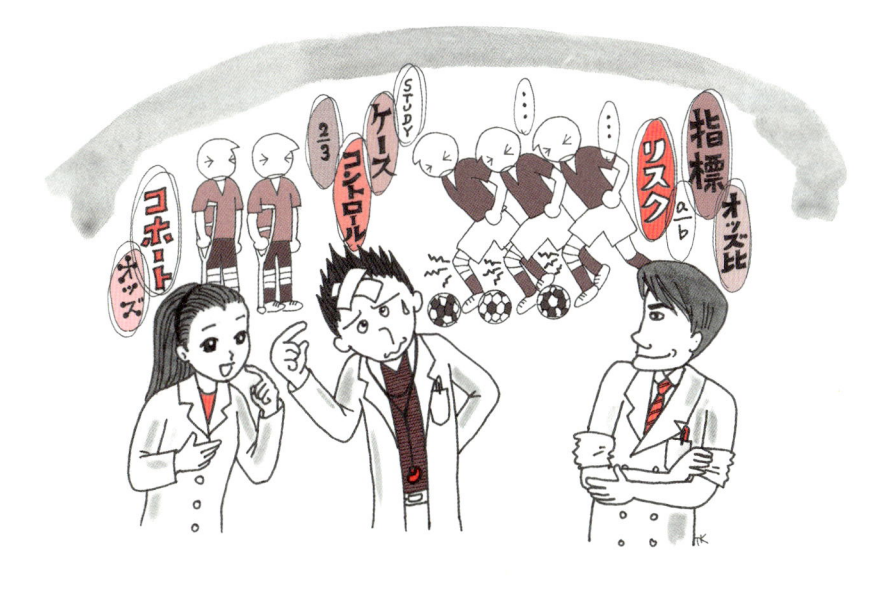

が必要となる．ケース・コントロール研究では母集団に立ち入ることなく評価できることに意味があるわけだ．またコホート研究は前向き研究，ケース・コントロール研究は後ろ向き研究と時間軸が逆であることも鍵だな」

このあたりから凡太郎の理解の限界を超えてきたようです．口が開いたままになっています．

「凡太郎，むずかしいようだな．お前の顔をみていると一発でわかる．本当は，ここからリスク比やオッズ比の信頼区間の話へと展開していく予定だったが勘弁してやろう．その怪我した頭でよく頑張ったな」

そう言って，ホワイトボードの表や数式を消し始める新堂先生です．

「あいたたぁ～．また急に痛くなってきた！　怪我のこと忘れてた～」

凡太郎が顔をしかめました．

「凡太郎，身体を大事にするように．病気に悩む患者さんに接する医師は，身体も心も健康でなければならないんだ．気をつけろよ」

新堂先生の言葉に，凡太郎は勇み立つような気持ちになり，南江堂記念病院で研修を受けていることを誇らしく思うのでした．

Lesson 8 流血の惨事から学ぶリスク比とオッズ比

第8回 北条先生の臨床ノート①

☞ **リスク比とオッズ比**

☑ リスク比（risk ratio：RR）：ある要因をもつ人が要因のない
人と比べてどれだけ疾患にかかりやすいのか示す指標.

	疾病あり	疾病なし	合 計
要因あり	a	b	a+b
要因なし	c	d	c+d

● 要因あり群が疾病となるリスク＝ a/(a+b)
● 要因なし群が疾病となるリスク＝ c/(c+d)
● リスク比 ＝ a/(a+b)÷c/(c+d)

☑ オッズ比（odds ratio：OR）：疾患のある人で疾患のない人
（対照群）に比べて，疾患の要因がどれくらい関与しているか
の指標.

	症例群	対照群
要因あり	a	b
要因なし	c	d

● 症例の要因ありのオッズ＝a/c
● 対照の要因ありのオッズ＝b/d
● オッズ比 ＝a/c÷b/d＝ad/bc

次のページに続きます！

79

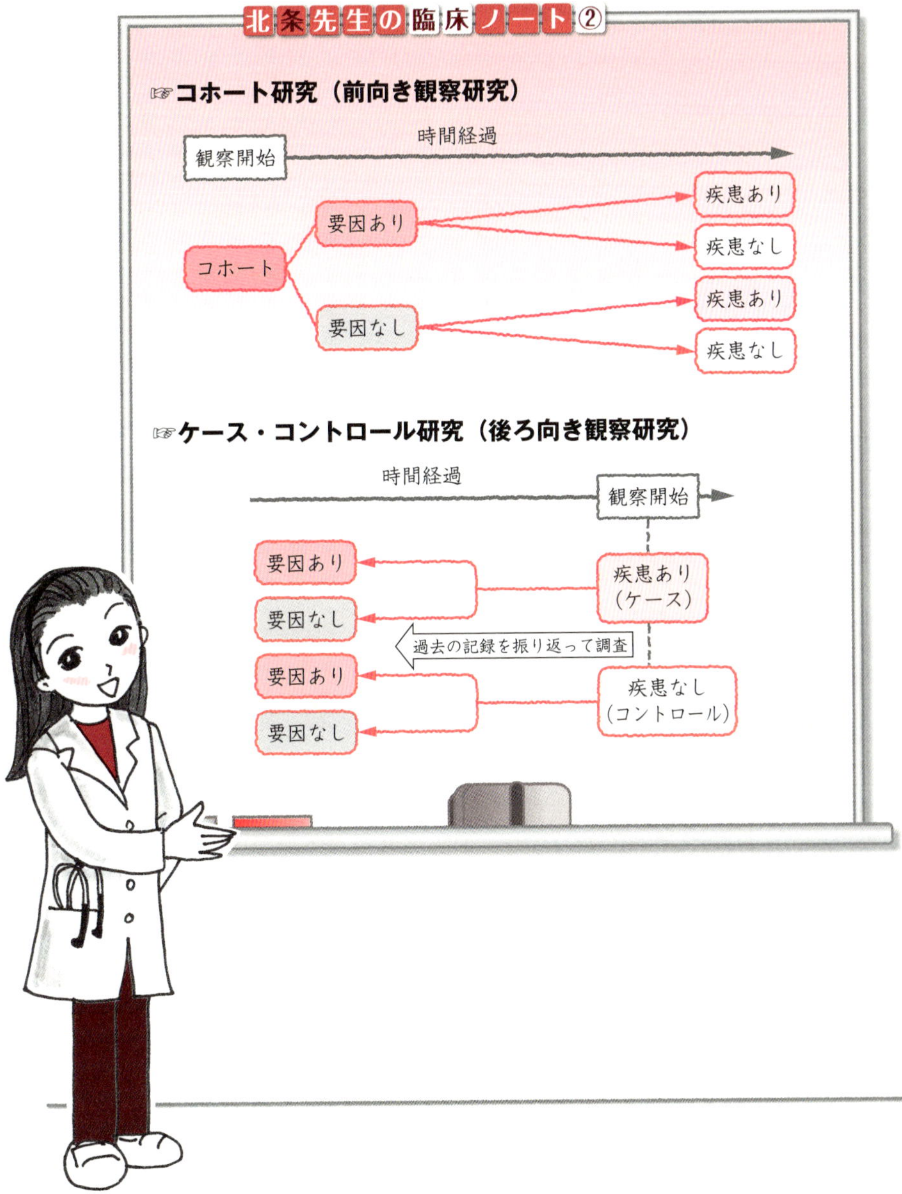

北条先生の臨床ノート②

☞ コホート研究（前向き観察研究）

観察開始　　　　　　時間経過 →

コホート
- 要因あり
  - 疾患あり
  - 疾患なし
- 要因なし
  - 疾患あり
  - 疾患なし

☞ ケース・コントロール研究（後ろ向き観察研究）

時間経過 ←　　　　観察開始 →

疾患あり（ケース）
- 要因あり
- 要因なし

過去の記録を振り返って調査 ←

疾患なし（コントロール）
- 要因あり
- 要因なし

Lesson 9

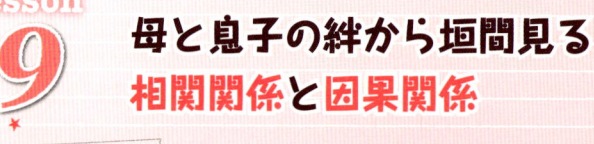

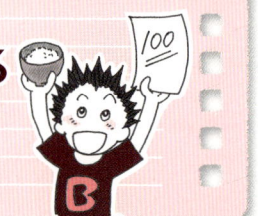

母と息子の絆から垣間見る 相関関係と因果関係

今回のポイント

相関関係，因果関係，相関係数

「おはよう！　今日もみんな元気か？」

　いつも元気な新堂先生が朝のカンファレンスを開始します．

「おはようございます，新堂先生」

　北条先生も応えて挨拶をします．いつもなら，ここで大きく響く挨拶がありません．凡太郎がいないのです．

「おや，どうした凡太郎は？　体調でも悪いのか？」

　新堂先生も凡太郎のことが気になるようです．すると，廊下をバタバタと駆ける足音が響き，カンファレンス室の扉が勢いよく開けられました．

「おはようございます．新堂先生！　遅刻しちゃいました」

「どうした凡太郎，寝坊でもしたのか？」

「違います．寝坊なんかしませんよ．朝飯を食べていたら遅くなったんです．ご飯を炊いて味噌汁つくって，そうそう，鮭を焼いて大根おろしもつくりましたよ．朝飯は欠かせませんね」

「多々野先生は，料理も上手なのね．料理ができる男性って素敵ね」

　北条先生が感心したように話します．褒められると，すぐに有頂天になるのが凡太郎です．

「いやぁ．あんまり美味しいので，味わって食べていたら遅刻したんですよ．料理には少しばかり自信があります．実はミシュランの星も狙っています」

「確かに朝食を摂るのは大事だな．だが，カンファレンスの開始時間を守ることはもっと大切だ，凡太郎」

「はい，新堂先生．気をつけます．朝飯を摂れというのは母親の教えなんですよ．実家から通学していた時期は，朝食を欠かしたことはただの一度もありません」

「ほう，いい母さんじゃないか」

「何でも母親が新聞で読んだらしんですよ．僕がまだ小学生低学年のころだったと思います．確か“朝食を摂る子どもの学力が高い”といった記事で

81

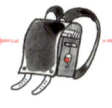

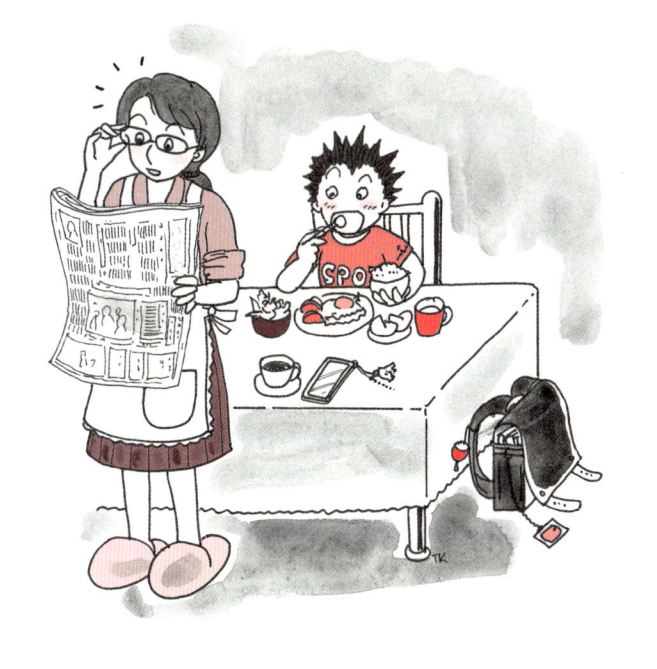

した．僕の母親は教育ママだったんですよね．それで，"朝ご飯を食べると頭がよくなる"といつも言われていました．そのせいか，今でも朝飯を食べると賢くなる気がします」

　この言葉を聞いた新堂先生の耳がピクッと動きました．この凡太郎の一言が，新堂先生のスイッチを押してしまったようです．

「さすがは凡太郎の母さんだな．いい母親だが，いかんな．見事にだまされている．母親だけでなく息子までだまされている．やはり親子だ」

　新堂先生が耳たぶを紅潮させてしゃべり続けます．

「よし，今日は相関関係と因果関係について考えてみよう」

　カンファレンスが突然脱線したときに珠玉の話を聞くことができることを知っている研修医たちが，瞳を輝かせて次の言葉を待っています．

Lesson **9** 母と息子の絆から垣間見る相関関係と因果関係

「まず相関関係について考えてみよう」

　そう言うと，ホワイトボードに点々だらけの３つのグラフを書き始めた新堂先生です．

正の相関　　　　　　　無相関　　　　　　　負の相関

「では，相関関係について知っていることを説明してくれ．北条先生どうかな？」

「はい」

　急に指名されても，困った顔一つせずに答え始めるのが彼女の特長です．

「相関関係というのは，２つの値の関連性のことです．散布図で示すとわかりやすいです．それで新堂先生が，x，y という２つの変数による散布図を書いてくださったのだと思います．相関関係には，正の相関，負の相関，無相関があります．x が増加すると y も増加する傾向にある場合に正の相関関係があるといい，左の散布図が該当します．x が増加しているにもかかわらず y が減少する傾向にある場合には，負の相関関係があるといい，右の散布図がそれです．そのどちらにも当てはまらない場合，無相関であるといい，真ん中の散布図のようになります」

「完璧な答えだな．では，さらに一歩進んだことを聞くぞ．相関係数について説明してくれ．では凡太郎，知っているか？」

　急に指名されて困る凡太郎です．顔が真っ赤になってきます．

「相関係数について語ることは，"**そうかん**"たんではありません」

「知らないことは知らないと答えればいいんだ．つまらん駄洒落で乗り切ろうとするのは最悪だな」

　一言で切り捨てられる凡太郎です．

「では，北条先生どうかな？」

83

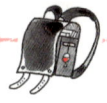

「はい．相関係数は相関の強さの程度を客観的に表すために数値で表したものです．アルファベットの r を用いて示すのが普通です．正の相関があるときには，相関係数 r は正の値をとり，相関がまったくないときに相関係数 r は 0 となります．そして，負の相関があるとき，相関係数 r は負の値になります．相関係数 r が 1 に近ければ近いほど正の相関は強くなります．r＝1 となるときに，データは一直線上に並びます．負の相関も同様に，－1 に近いほど強くなります」

　そう言うと，ホワイトボードにスラスラとグラフを書き加える北条先生でした．

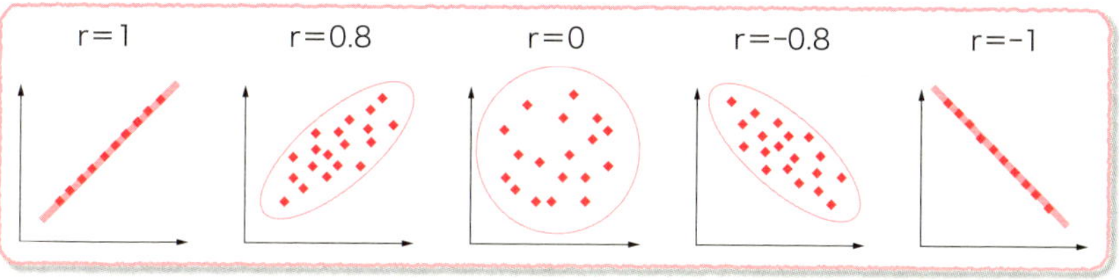

　凡太郎は，北条先生の明快な説明を妙に嬉しく感じます．相関係数の具体的な計算式について質問しようかとも思いましたが，自分の理解を超える答えが返ってくることを恐れて，そこは口をつぐむことにしました．

「では，凡太郎に簡単な質問だ．相関関係の実例を示してくれ」

　これは答えることができそうな質問です．

「身長が高ければ体重が重いというのはだめですか？　身長と体重の 2 つのデータには関連があると思います．身長と体重は正の相関をもつ相関関係にあります」

「大正解だ．わかってきたな凡太郎．ほかに例はないか？」

「そうですね．う～ん．タバコをよく吸う人ほど肺がんの発生率が高い，これはよく知られた事実だと思います．つまり，喫煙率と肺がん発生率には正の相関関係があるといってよいと思います」

　凡太郎にしては真面目な内容を返答しました．

「なるほど，よい例を示してくれた．では皆で考えてくれ．『身長と体重』の相関関係，これと『喫煙率と発がん率』の相関関係の違いは何かな？」

　新堂先生がニヤリとして続けます．

「身長が高ければ体重が重く，体重が重ければ，まあ肥満という可能性もあるが一般的に身長が高い，これは両方向ともに間違っていない．しかし，喫煙すれば肺がんが多くなるが，肺がんになればタバコを吸うというわけではない．この意味がわかるか？」

　　ようやく，新堂先生の言いたいことがわかった凡太郎でした．

「これが因果関係なのですね．喫煙が原因で，その結果として発がんするわけですね．時間の流れが一方向ですね」

「相関関係があるというのは，2つの出来事があって，どちらかが変動すると他の一方も変動するという状態のことで，どちらが原因でどちらが結果かまでは求めてはいない．因果関係は原因と結果の関係のことで，どちらかが原因でもう一方が引き起こされる結果という関係になるわけだ」

　　なんだかむずかしく感じてきた凡太郎でした．

「よくわかっていない様子だな，凡太郎」

　　新堂先生は凡太郎の顔をみれば，考えていることや理解の程度まですべてわかるようです．

「では，キミにもわかりやすい話をしよう．凡太郎はアイスキャンディーが好きだったな．夏には毎日かじっているのを見かけたぞ」

「そのとおりです」

　　頭をガリガリかきながら答える凡太郎です．

「アイスキャンディーの売り上げが増えると，水死者の数も増える．だからアイスキャンディーが水死の原因である．これは正しいかな？」

「何を言っているんですか！　アイスキャンディーを食べて水死するはずがありません．暑くなるとアイスキャンディーを食べたくなり売り上げが増し，同時に海水浴などの水辺のレジャーに行く人が増えて残念ながら水死者が増えるのです．暑い夏が両方の出来事に共通する原因です．アイスキャンディーが水死の原因ではありません！」

　　自分の好物を擁護するために凡太郎が熱弁をふるいます．

「そのとおりだ．相関関係があるからといって因果関係があるとは限らない．実は因果関係を証明するのは非常にむずかしいことなんだ．先ほどの喫煙率と肺がんの発生の因果関係でさえ，証明しようとすれば非常にむずかしいことなんだ」

「どうしてむずかしいのですか？　タバコを吸う人の肺が真っ黒なのを解剖実習で見ました．タバコが肺がんの原因であることは間違いありません」

「喫煙率と肺がん発生率には正の相関関係があることはデータからわかる．しかし，そのデータは，喫煙率が上昇するにしたがって肺がん発生率が増えているということまでで，タバコで発がん率が増えたという因果関係までは証明していないんだ」

　この新堂先生の説明に，北条先生が質問します．

「それでは，どうすれば喫煙率と肺がん発生率に相関関係だけでなく，因果関係もあることを証明できるのでしょうか？」

「いい質問だ，北条先生」

　そう言いながら，ホワイトボードにサラサラと書き上げる新堂先生です．

因果関係の判断材料

●普遍性：どの国，どの時代，どの民族でも喫煙と肺がんが相関する

●強度：喫煙の本数や喫煙期間が増すほど肺がんが増える

●特異性：一対一の関係が証明できる

●時間関係：原因が結果に時間的に先行する

●メカニズム：医学・生物学的に説明ができる

「ここに示したのは，いくつかあげられる条件の一部だ．完璧に因果関係を証明することはできない．こういった判断材料のデータを積み重ねることで，因果関係の確からしさを上げることを目指すわけだ．喫煙率が上昇すれば肺がん発生率が増えるだけでは十分ではない．たとえば，ある地域で禁煙キャンペーンが強力に推進され，その後に肺がん発生率が低下したことが示されれば，因果関係を証明する大切な材料になるということだ」

　新堂先生が熱く語り続けます．

「では，凡太郎の母親の事例を考えてみよう．キミの母親が新聞で読んだ "朝食を摂る子どもの学力が高い" というデータは客観的に確認できることで，この相関関係については正しい事実だろう．しかし，このデータから確認できるのはここまでで，因果関係を説明するのはむずかしいな．しいて解釈し

86

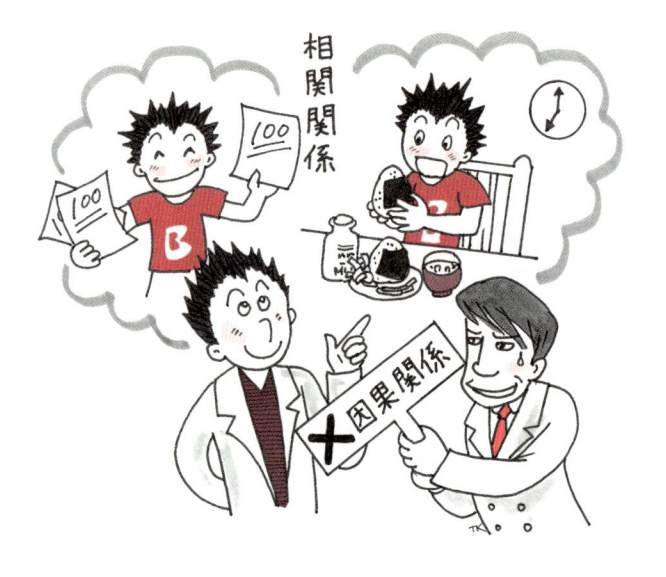

ようとすればどんな理由が考えられるかな，凡太郎」

　なんとか自分の母親を擁護しようと，一生懸命に考える凡太郎です．

「朝食を食べた子どもは，血糖値が上がり，それが脳の働きを活性化させ，午前中から勉強がしっかりできる．朝食を食べていない子どもは血糖値が低く，集中力も途切れて勉強に身が入らない．これでどうですか？　素晴らしい説明でしょう」

「その説明は間違っていないかもしれないが，"朝食を摂る子どもの学力が高い"という調査結果だけから判断するのは無理だな．では，北条先生はどのように考えるかな？」

　しばらく考えて，慎重に話し始める北条先生でした．

「毎日朝食を食べる子どもは，親を含めて規則正しい生活習慣ができていて，勉強もしっかりやるのではないでしょうか．そうすれば学力も向上するはずです．"朝食を摂る子どもの学力が高い"というのは，家庭での躾けができているかどうかという要因を見ている可能性があります」

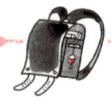

「なるほど．受け入れやすい解釈だな．いずれにしても，"朝食を摂る子どもの学力が高い"という事実から，朝食を摂ると学力が向上するという因果関係を証明することはむずかしわけだな．ましてや，"朝ご飯を食べると頭がよくなる"と言い切ることは無理だな」

　新堂先生が凡太郎のほうを向いて語りかけます．

「凡太郎が今日わかったことは何だ？」

「僕と母親の間には"因果関係が理解できていない"という，相関関係があったことがわかりました，新堂先生」

「俺が今日わかったことは，キミが温かく幸せな家庭で育てられたということだな，凡太郎」

　そう言ってニッコリと笑顔をおくる新堂先生でした．この言葉に，新堂先生のもとで研修をできてよかったと思う凡太郎です．

88

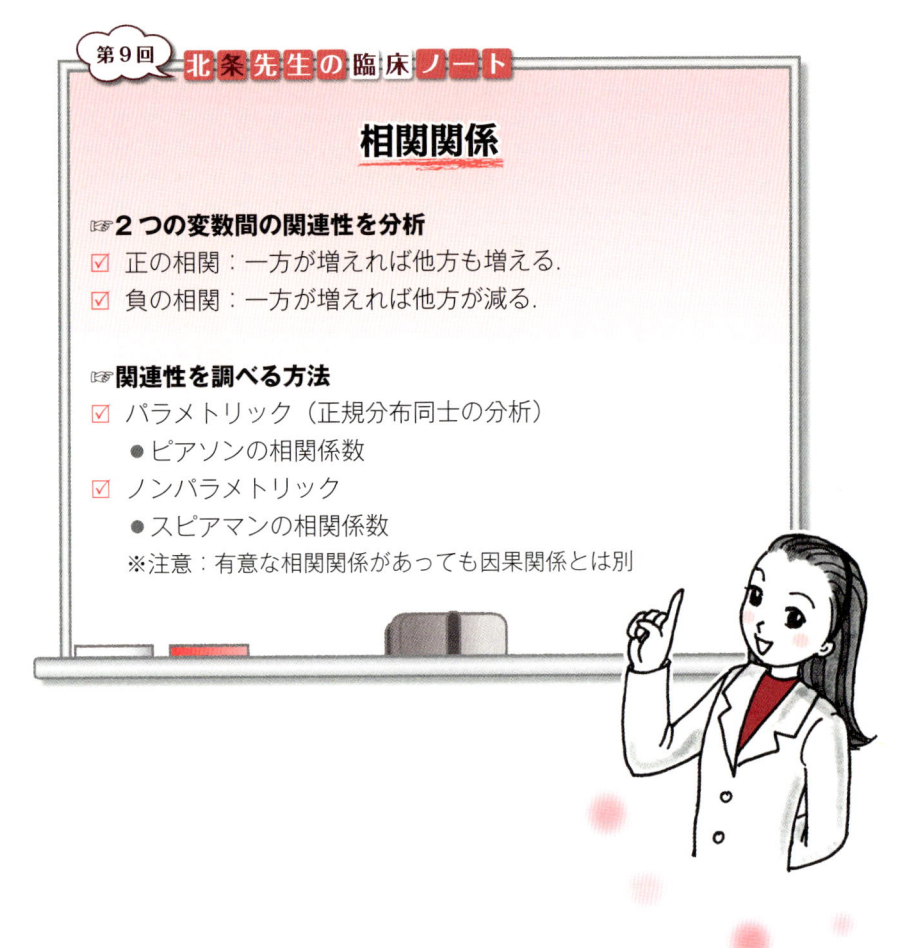

Lesson 9 母と息子の絆から垣間見る 相関関係と因果関係

第9回 北条先生の臨床ノート

相関関係

☞ **2つの変数間の関連性を分析**
- ☑ 正の相関：一方が増えれば他方も増える.
- ☑ 負の相関：一方が増えれば他方が減る.

☞ **関連性を調べる方法**
- ☑ パラメトリック（正規分布同士の分析）
  - ● ピアソンの相関係数
- ☑ ノンパラメトリック
  - ● スピアマンの相関係数
  - ※注意：有意な相関関係があっても因果関係とは別

MEMO

Lesson 10

たかが宴会されど宴会，差のつく名幹事を目指せ！

今回のポイント
t検定，正規分布，非正規分布，パラメトリック検定，ノンパラメトリック検定

「おめでとうございます．あさって退院ですね」

　肺炎で入院し，無事に軽快退院の目途のついた患者さんに優しく語りかける凡太郎です．

「いやぁ凡太郎先生，本当にありがとう．熱も下がったし，咳や痰もおさまった．食欲もわいてきたよ」

　患者さんが担当医に感謝の気持ちを伝えます．研修医と指導医の病棟回診の一コマです．研修医が患者さんに慕われる姿を目の当たりにしても，指導医の新堂先生にとって不安は尽きないようで，患者さんに質問します．

「若手の医師が担当になりご迷惑をかけたことはありませんでしたか？　私が目を光らせているつもりですが，内心はヒヤヒヤしているんですよ」

「心配性だね，新堂先生は．凡太郎先生だけでなく，看護師さんも技師さんも薬剤師さんも，皆一生懸命でいい人ばっかりだよ．ありがとう」

　満面の笑みを浮かべて話す患者さんの言葉に，安心する新堂先生でした．

★　★　★　★　★　★　★　★　★　★　★

　回診後に，カンファレンス室で上機嫌で演説する新堂先生です．

「病院には多くの職員が働いている．医者のように直接患者さんの目に触れる仕事もあれば，患者さんの知らない場所で病院を支えてくれている職種の人もいる．しかし，誰が欠けても病院というシステムは機能しない．各職種の職員が，良質の医療を提供するという一つの目標に向かって機能するように，リーダーとしてコーディネートするのも医者の仕事なんだ．医療は医者一人でできるものではなく，チーム一体となって取り組むことが必要なんだ」

　自分の発言にうっとりする新堂先生を見守る研修医たちです．

「そこで今週の土曜日の夕方，職種を越えたメンバーを募って院内の大宴会を開催することにする」

　新堂先生の宣言に驚く研修医の中で一人だけ大喜びするのは，やはり凡太

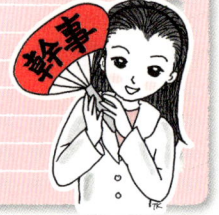

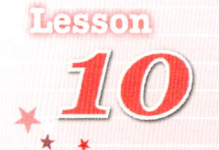

郎です.

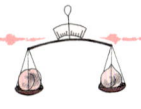

「さすが体育会系の新堂先生ですね. 宴会で看護師さんや技師さんたちと飲んで労をねぎらいますよ!　よし, 徹底的に飲むぞ」

「宴会には, 幹事が必要だ. 大宴会を成功させるには準備がきちんとできる人が要るな. そうだな北条先生, 一つ幹事を頑張ってくれないか」

「え〜っ幹事ですか. ちょっと…」

　いつも自信満々な北条先生とは思えない, 弱々しい声です.

「皆の前でしゃべったり, 宴会を仕切るのは荷が重いです」

　あまりに気乗りしなさそうな声に, 強引な依頼はできないと感じた新堂先生です. 彼女にも苦手分野があるようです.

「では凡太郎, お前がやれ」

「了解です. 僕は幹事役が大好きなんです. 宴会の幹事をすると自分自身はあまり飲めませんが, 楽しいんですよ」

　幹事役を快諾した凡太郎を新堂先生が褒めます.

「そうだな, たかが宴会, されど宴会. 幹事は一つのリーダーだ, 一つの大きな意義がある大役だ」

「幹事役は大変ですが, 疲れ以上に何かをもたらしてくれるっていうカンジですね. いつも遙先生には差をつけられてばっかりですが, こと幹事に関しては僕が差をつけますよ. 遙先生に "**はるか**" な差をつけるように頑張ります. この差は p 値 0.05 未満でバッチリ有意差ですよ」

「何, 『有意差』をつけるだと!　生意気なことを言うな.『有意差』や『p 値』なんて言葉を使うのは, お前には百年早い」

　そう言うと, 新堂先生の耳たぶが紅潮し始めたのです. 凡太郎のくだらない駄洒落に加え, 知ったかぶりを交えた統計用語が新堂先生の心の導火線に火をつけたようです. 何か珠玉の話が始まることを察知した研修医が耳をそばだてます.

92

Lesson **10** たかが宴会されど宴会，差のつく名幹事を目指せ！

「差を議論することがどれほどむずかしいことかを，今日は教えてやろう．
p 値という言葉が出たからピーチをたとえにしよう．全国で桃は生産されて
いるが，その中でもトップは山梨県で，次が福島，次いで長野，和歌山，山
形，岡山となる．桃太郎伝説から，桃といえば岡山というイメージだが，生
産量が日本一でないことは要注意だな」

　　よっぽど桃が好きなのか，p 値が嫌いなのか，統計の話をするときには桃
　　のたとえが大好きな新堂先生です．

「岡山県産の桃と，山梨県産の桃のどちらが重いかを比較するにはどうすれ
ばいい，凡太郎」

「そうですね．岡山県産の桃の平均重量と，山梨県産の桃の平均重量とを比較
すればわかります」

　　凡太郎が口をとがらせて返事します．

「桃は 1 個 300 g 前後が一番美味いんだ．岡山県産の桃の平均重量が 284 g，
山梨県産の桃の平均重量が 282 g だったとしよう．この場合にはどちらの県
産の桃が有意に重いんだ？　凡太郎」

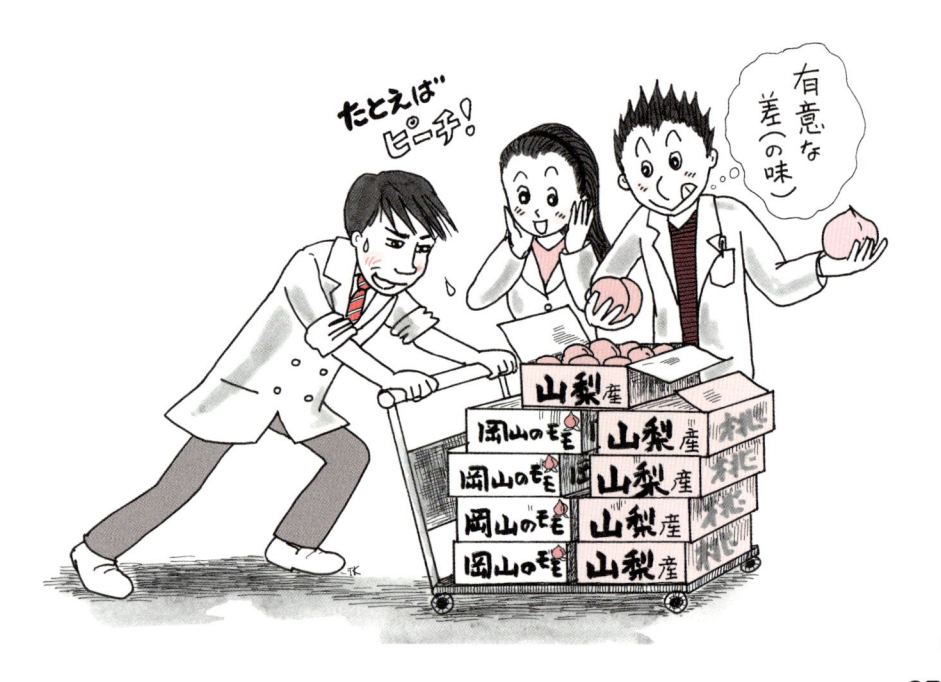

93

「284gと282gなら一緒ですよ．2gなんて有意差ではありませんね．測定の誤差や，たまたまの差ですね．両県の桃の重さは一緒です」

　　自信をもって答える凡太郎です．

「では岡山県産の平均が323gで，山梨県産の平均が243gだった場合にはどうだ」

「これはもう80gも違いますから，岡山県産のほうが重いですね．有意ですね．やはり桃太郎パワーですよ」

　　これもまた自信に満ちた調子で答える凡太郎です．

「凡太郎，どうして最初の2gの差は無視してもよくて，あとの80gの差は判断に関与するのかな．キミの直感は間違っていないと思う．けれども理論的な説明が必要だ」

　　そうたずねられると答えに窮してしまう凡太郎でした．

「では，まず両県の桃の重量に『有意差』があるとは，どのような意味かな．北条先生，説明してくれ」

「はい」

　　幹事は嫌がったのですが，むずかしいことを質問されるのは嫌いではないようです．

「まず両県の桃すべての重量を測定することは不可能ですので，サンプルを抽出します．たとえば，岡山県産の桃50個と，山梨県産の桃50個を選び，重量を測定して平均値を比較します．まず，両県の桃の重量に差がないという仮説を立てます．そして，実際にサンプルで測定された差が偶然に生じる確率を計算します．今回の岡山県産の桃が2g重いという例では，本当は差がないのに偶然に岡山県産がわずかに重い測定結果になる確率（p値）は0.05より大きく，これは珍しい出来事ではないと多々野先生は判断したのです．逆に，本当は差がないのに偶然に80g岡山産が重い測定結果になることは非常にまれなことで，0.05よりも低い確率の珍しい測定結果だと多々野先生は判断したのです．今回の測定で偶然にp値が0.05未満の非常にまれな重量差が生じたのは，もともとの両県の桃の重量に差がないという仮説が間違っていたと考えるほうが妥当である．つまり，岡山県産の桃が有意に重いと答えたのだと思います」

　　スラスラと答える北条先生です．この質問に答えるほうが宴会幹事よりも

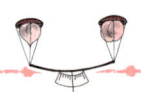

94

Lesson **10** たかが宴会されど宴会，差のつく名幹事を目指せ！

むずかしいことだと思う凡太郎でした．

「いつもながら見事な答えだな．『両県の桃の重量に差がないという仮説』を統計学では何と言うんだ，凡太郎」

「帰無仮説です」

「では『差がないという仮説が間違っていたと考えるほうが妥当』というのは何と言うんだ」

「帰無仮説が棄却された，です」

以前に教えてもらった言葉でよかったと思う凡太郎です．

なにやら複雑なグラフをホワイトボードに書きながら話し続ける新堂先生です．

「北条先生の答えは見事ではあるが，有意差を説明するには十分ではない．北条先生の説明に不足しているのが『バラツキ』という概念だ．もしも桃１個の重量が各県内では必ず一緒で『バラツキ』がまったく存在しないのであれば，両県の桃から１個ずつのサンプルを取って比較すれば十分であるはずだ」

凡太郎が大声で反論します．

「そんなこと有り得ません．１個１個の大きさも微妙に違えば，測定方法の誤差もあります．すべてが一緒なんて有り得ません」

「まぁ，そう怒るな凡太郎，そのとおりだ．実際は測定値には必ずバラツキが存在しているので簡単にはいかないわけだ」

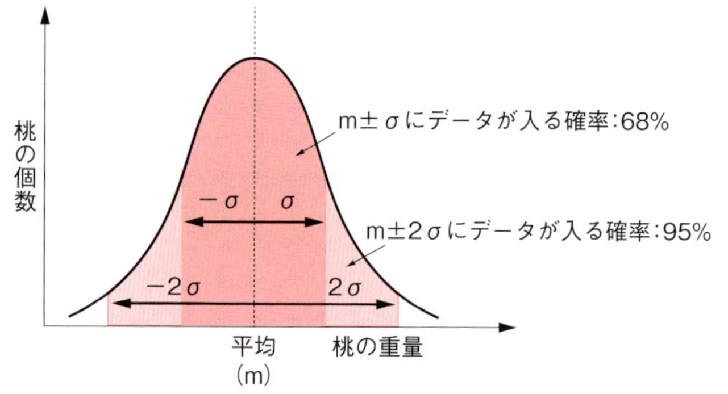

「測定した桃の重さを横軸に，個数を縦軸にとって分布をみたグラフだ．**平均**

95

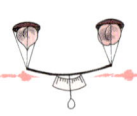

値あたりの個数が一番多く，とても軽い桃や重い桃は少なくなる．このような釣り鐘型の分布を示すグラフを何というんだ」

「正規分布です」

　これも凡太郎が答えます．凡太郎は一見ボンヤリしているようでいながら，一度学んだことはよく覚えているようです．少し凡太郎を見直した新堂先生でした．

「平均値（m：ミーン）だけでなく，データのバラツキを示す指標として，データの平均値との差（偏差）の2乗を平均し，この平方根をとった標準偏差がもっともよく用いられる．標準偏差は通常σ（シグマ）で表示される．平均値±標準偏差の範囲に全データの68％，平均値±2標準偏差の範囲に全データの95％が含まれることがわかっている．差を考える場合にバラツキが非常に大切だ」

　グラフを書き上げた新堂先生が，皆のほうを振り返ります．

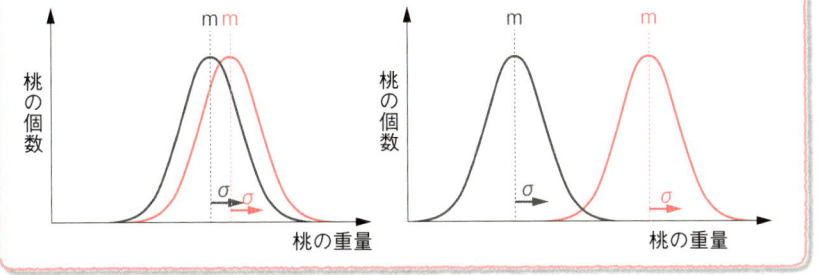

　ホワイトボードのグラフを見ただけで，凡太郎は新堂先生が言わんとすることが理解できました．

「わかりました．説明させてください．左のグラフが2gの差に該当し，右が80gの差に該当する両県の桃の重量分布を示すグラフです．左では両県の桃の重量のバラツキの中に，2gというわずかな平均値の差が埋もれてしまっています」

「そのとおりだ，凡太郎．差の有意性を考えるには平均値の差に加えて，各群の中でのバラツキの程度が関係してくることが理解できてきたようだな」

　そう言いながら，再びホワイトボードにグラフを書き加える新堂先生です．

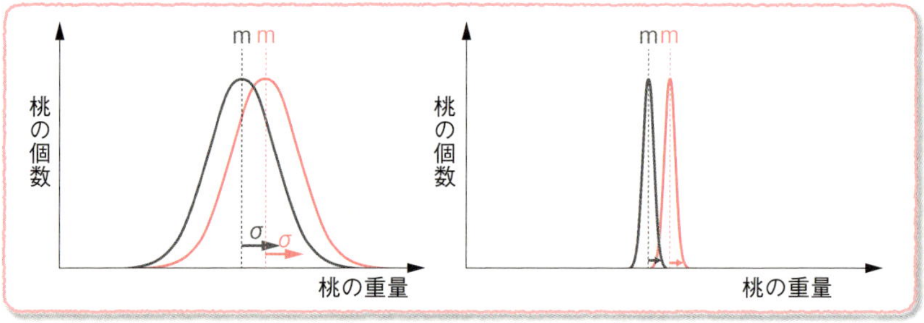

Lesson **10** たかが宴会されど宴会，差のつく名幹事を目指せ！

桃の個数 ｜ 桃の重量　m m　σ σ

桃の個数 ｜ 桃の重量　m m

「2 gの差だから有意差ではないとは限らないな．この図を説明できるかな，北条先生」

「はい．左のグラフでは両県の桃の平均重量の2 gの差は，バラツキの中にあります．かたや右のグラフでは，先ほどと平均値の差は同じですが，各県の桃の重量のバラツキが圧倒的に小さくなっているために両者の差ははっきりと認識されるものと思います．つまり，見極めようとしている両者の平均値の差が，それぞれ群の測定値のバラツキに比べて相対的に十分大きいかどうかが差の有無の判断においては重要なのですね」

　やはりスラスラ答える北条先生です．

「あっ！　わかった，だから測定器具の精度が大切なんですね．各群のバラツキに，中には本当の重量のバラツキもあれば測定の誤差もあるはずです．正確に測定すればバラツキが小さくなり，差を敏感に認識することができるはずです」

　凡太郎が瞳を輝かせて語ります．

「そのとおりだ，凡太郎．これが，研究者が正確な科学天秤などを求める理由だな．観察したデータのバラツキを小さくすることで，差を見つけやすくなるわけだ．データのバラツキを小さくする方法としてもう1つ有効な方法があるんだが，わかるか，凡太郎」

「うーん，測定するサンプル数を増やせばよいのではないですか」

「凡太郎！　今日は絶好調だな．見直したぞ」

　正解を連発する凡太郎に驚く新堂先生でした．

「観察したデータのバラツキを小さくするには，正確に測定すること，測定するサンプル数を増やすこと，この2つが大切であることを見抜いたな．する

どいぞ，凡太郎」

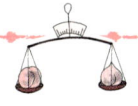

　珍しく新堂先生から褒められた凡太郎です．それも北条先生の目の前で褒められたので，有頂天です．喜びのあまりニタニタとしている凡太郎を無視して，新堂先生が解説を続けます．

「要約すると，両群の平均値の差異が大きいほど，各群内のバラツキが小さいほど，両群の差の有意性を見極めやすくなるわけだ．『平均の差』と『バラツキの程度』の両者を加味して『差の程度』が評価できることになる．その概念を示したものがこのグラフだ．グラフの右下にいくほど『差の程度』が大きいことが直感的にわかると思う」

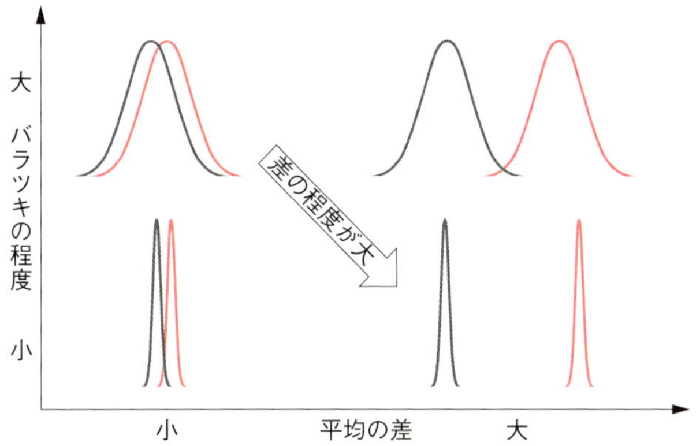

「新堂先生，直感的にはよくわかりますが，統計学的に有意差があるのかどうかを判定するには，その『差の程度の指標』になる数値を算出し，そのうえで『差の程度の指標』が有意といえるものかどうかを具体的に判断しなければならないと思いますが，そこを教えてください」

　北条先生が質問します．

「そのとおりだ，北条先生．キミは実に本質を突いた質問をするな．実際の詳しい計算法は述べないが，『差の程度の指標』を計算することが必要になる．その代表が t 値と呼ばれるものだ．この t 値を用いて 2 群間の差を検定するものが t 検定で，医学論文の中では一番よく使われる検定法だ．この t 値の計算式は非常に複雑だが，分子に『平均値の差』が，分母に『バラツキの程度』がくる指標であることがポイントだ．比較している両群の平均値の差が

大きくなれば分子が大きく，またバラツキが小さくなれば分母が小さくなるのでこのｔ値は大きくなる．そして，このｔ値が大きければ大きいほど，比較している両者の違いは際立っているということになる．このｔ値とｐ値の関係はすでにわかっており，ｔ値が大きいほど両群に統計学的な有意差がある可能性は高まっていくことになる」

「桃の重量は正規分布しているからｔ検定が使えたということですね．以前に新堂先生は正規分布しないデータも多いと説明してくれました．その場合にはどのように比較するのですか」

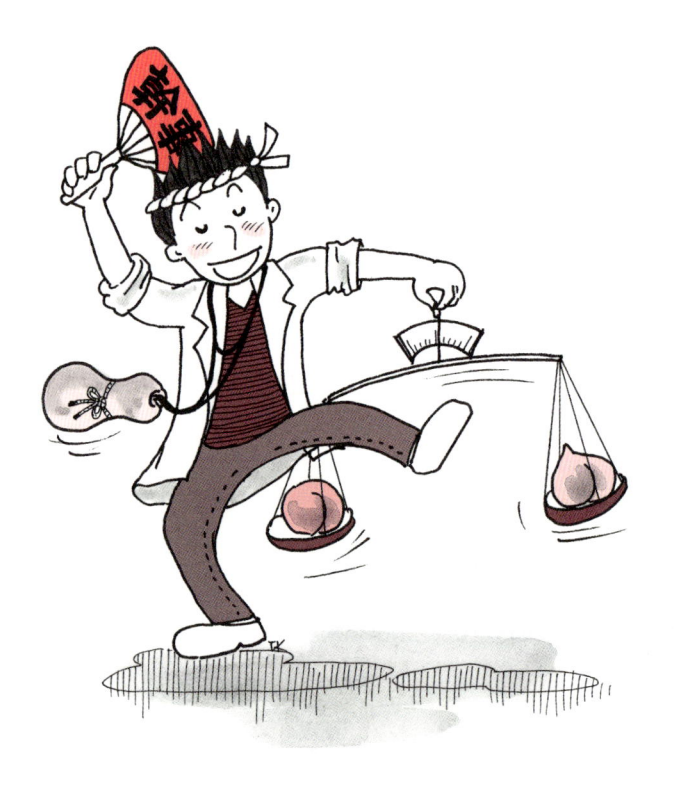

　北条先生がさらに質問を重ねます．

「正規分布するデータを解析する場合に使われる検定法を総称して，パラメトリック検定という．その代表がｔ検定だ．正規分布ではないデータ，または分布の状態が不明であるデータを解析する手法を総称して，ノンパラメト

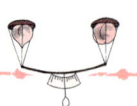

リック検定というんだ．むずかしいかもしれないが，比較するということは，比較する各群の代表値の相違が，その分布に対しての大きさを評価することになる．つまりデータの分布の状態が解析法に決定的な影響を与えるんだ」

「なるほど，よくわかりました」

　北条先生が大きな声で返事しますが，この内容が理解できる北条先生が理解できない凡太郎でした．

「どうした凡太郎．口が開いたままだぞ．口を閉じろ」

　新堂先生が笑いながら凡太郎に注意します．

「先生，今日はとっても勉強になりました．差を語ることがいかにむずかしいかがよくわかりました．途中まではよくわかりましたが，最後の部分はちょっとむずかしく感じました．これから差についてもっと勉強して，"違いのわかる男"を僕は目指します」

　凡太郎のウケ狙いの言葉に，思わず笑ってしまう新堂先生でした．凡太郎が可愛くてしかたない様子です．

Lesson **10** たかが宴会されど宴会，差のつく名幹事を目指せ！

第10回 北条先生の臨床ノート①

☞ パラメトリック検定とノンパラメトリック検定

☑ 統計検定では正規分布（パラメトリック）に従うことが前提．

☑ 正規分布を仮定しない検定手法が，ノンパラメトリック検定．

	パラメトリック検定	ノンパラメトリック検定
分布	● 正規分布	● 分布に依存しない
分散	● 等分散	● 等分散でなくてもよい
比較するもの	● 平均値を比較	● 中央値を比較
変数	● 間隔尺度である連続変数 ● 比率尺度である連続変数 ● 生のデータを直接比較	● 順序尺度 ● データを順位データに変換して比較

☞ 「対応がある」・「対応がない」2群とは

☑ 対応がある2群：
同じ被験者集団に対して実験操作を加えた前後の比較
例）ある学級の1年間前後の身長を比較

☑ 対応のない2群：
別の被験者集団を設定して，集団ごとの比較
例）別の2つの学級の身長を比較

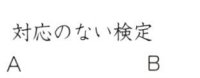

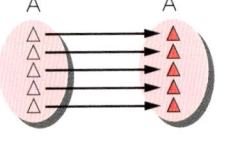

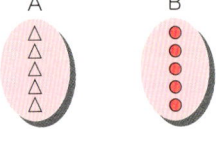

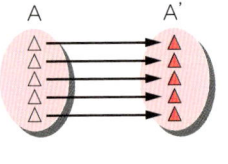

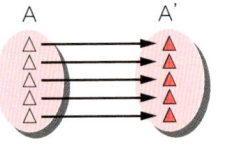

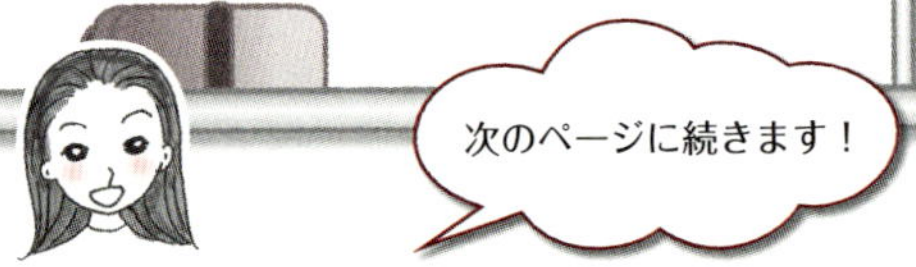

対応のある検定　　　　　　　対応のない検定

次のページに続きます！

101

北条先生の臨床ノート②

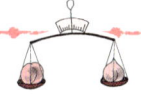

☞ **2群のデータの比較検定**

2群のデータの比較は統計検定の基本

> パラメトリック検定 または ノンパラメトリック検定
> 対応あり または 対応なし

この2×2の選択の中で使用すべき検定法が決まる

	パラメトリック検定	ノンパラメトリック検定
対応あり	対応のあるt検定 （＝paired t-test）	Wilcoxon signed-rank test （ウィルコクソン符号付順位検定）
対応なし	対応のないt検定 （＝スチューデントのt検定）	Mann-Whitney（マンホイットニー）検定 （＝Wilcoxon rank sum test）

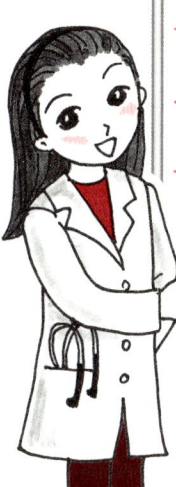

Lesson 11

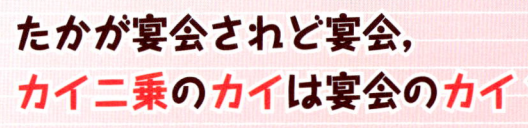

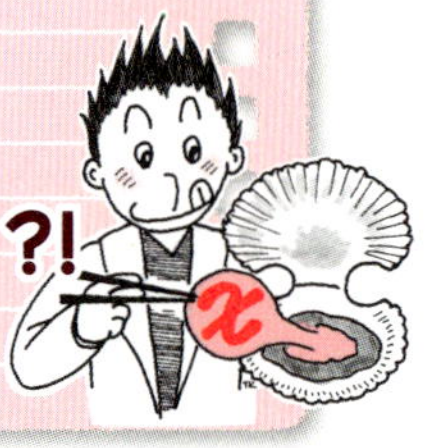

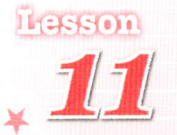

たかが宴会されど宴会，カイ二乗のカイは宴会のカイ?!

今回のポイント

カイ二乗検定，観測度数，期待度数，クロス集計表

「皆さま，本日はお忙しい中お集まりいただきありがとうございます．それでは南江堂記念病院の懇親会を開始したいと思います．幹事を務めさせていただきます多々野凡太郎です．幹事の大役を果たすには未熟者で至らぬところもあると思いますが，よろしくお願いいたします」

パチ，パチ，パチ……！

会場から凡太郎に拍手が送られます．

病院近くの居酒屋の広間で，宴会の開始を宣言する凡太郎です．先日のカンファレンスで新堂先生が，

「次の土曜日の夕方に大宴会を開催するぞ，それも医師だけでなく病院中のいろいろな職種，皆でやるんだ」

と突然に決め，さらに凡太郎が幹事役に指名されたからです．

「それでは新堂先生，乾杯のご挨拶をお願いいたします」

乾杯の発声を新堂先生に依頼します．宴会の進行をそつなく仕切る凡太郎です．幹事役には天性の才覚があるようです．

「ご紹介いただきました新堂です．皆さんが患者さんのために日ごろから一生懸命に仕事をしてくださることに感謝しています．本当にありがとうございます．研修医の諸君も毎日朝早くから夜遅くまで，仕事に，そして勉強に頑張ってくれて感謝しています．今日はその苦労をねぎらう意味でも，飲んで，食べて，楽しく語り合いましょう．乾杯前の長い挨拶は皆に嫌われることを知っていますので，早速乾杯しましょう」

各テーブルでは，ビールをお互いのグラスに注ぎ合っています．ざっとみて40人以上は集まっているでしょうか．医師だけでなく，看護師さんや技師さんなどの顔もあります．皆のグラスが満たされたところで，新堂先生が高らかに声を上げます．

「乾杯！」

凡太郎だけでなく，北条先生や他の研修医も一緒に声を合わせます．

103

「カンパ～イ！」

　どの表情にも笑顔があります．同僚の初期研修医たちを眺めながら，素晴らしい仲間たちと出会えてよかったと思う凡太郎でした．もちろん，その想いの中心に北条先生の存在があることは自分でもわかっていることです．今日は幹事役を見事に果たすことで，北条先生に多々野凡太郎の立派なところをみせてやろうと密かに意気込んでいます．

　この宴会をスムーズに開催するために，何度もこの居酒屋の店主と相談を重ねてきた凡太郎です．費用を抑え，食事とお酒を充実させることに最大の努力をしてきました．店主に頼みこんで実現させたのが「飲み放題プラン」に「ワイン」を加えることでした．ビールや焼酎はプランに当初から組み入れられているのですが，ワインは個別料金でした．そこを粘って，宴会用としてはレベルの高いワインを，少額の追加料金で組み入れてもらうことに成功したのです．北条先生がワインを好むことを知っていたから頑張ったのです．

「ワインほしい人いませんか～！　今日はワインも飲み放題ですよ！」

　凡太郎の呼びかけに，あちらこちらから「ワインをちょうだい」と合図の手があがります．

「多々野先生，私にもワインをもらえるかな．ワイン，それも赤ワインを用意するなんて，さすがね」

　北条先生から声をかけてもらって，一気に舞い上がる凡太郎です．さらに次々と女性陣からワインのオーダーが入ります．

「へぇ～．ワインは女性に人気なんだな」

　びっくりする凡太郎です．男性にもワインを希望する人はいますが，女性の比率が高いように思えたからです．

　一方，新堂先生はビールを皆から次々と注がれて，ことごとく飲み干しています．すでに酔っ払い始めているようです．

「新堂先生，ワインはいかがですか．美味しいですよ」

　凡太郎が新堂先生にワインをすすめます．

「いらん．男はビールだ．ビール以外はいらん．横からゴチャゴチャ言うな，凡太郎」

「“男はビール”ですか．確かに女性はワインを希望する人が多く，男性はビー

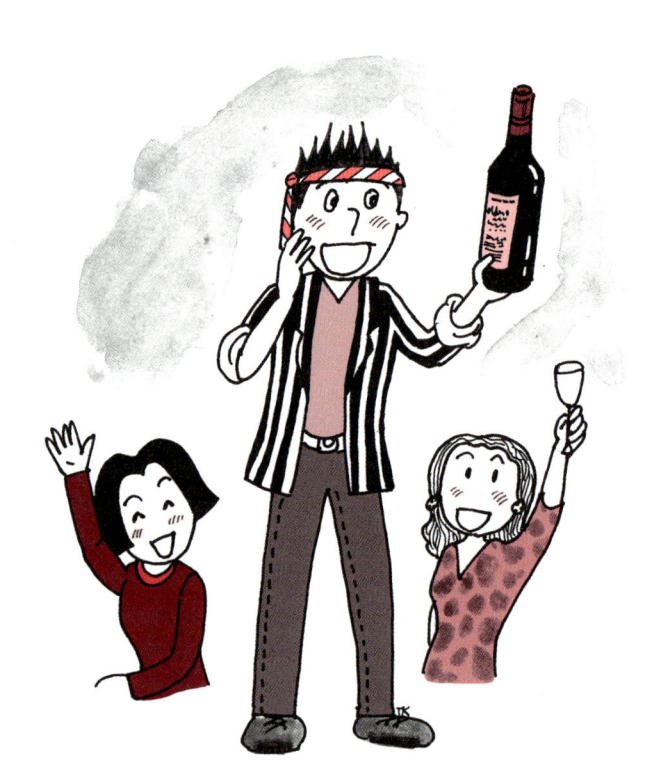

Lesson 11 たかが宴会されど宴会，カイ二乗のカイは宴会のカイ ?!

ルをガンガンやっている人が多いようですね．性別とお酒の好みには関係が
あるのでしょうかね．新堂先生はどう思いますか？」

　　凡太郎のこの質問に，突然スイッチが入ったように大声でしゃべり始める
　　新堂先生です．

「カイだ，カイ．カイ二乗検定だ！」

「貝ですか．貝料理は今日のメニューの予定にありませんから，追加ができる
か店の大将に聞いてみます．美味しい貝があるといいのですが」

　　新堂先生が，酒のつまみに貝を求めていると思っている凡太郎です．

「俺が言いたいのは貝ではなくて，χ（カイ）だ．日本語ではなくギリシャ語
だぞ．よく聞け，凡太郎」

105

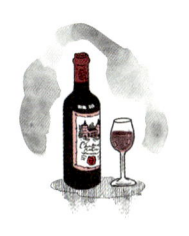

新堂先生はスイッチが入ると耳たぶが紅潮するのですが，今日はお酒も加わり耳たぶだけでなく，首筋や顔まで真っ赤になっています．

「もしかして統計の検定法のカイ二乗検定のことを話してくださるのですか，新堂先生．教えてください」

　横から北条先生が助け船を出してくれます．研修医以外の参加者は，「新堂先生はいつもの調子だね」と見守っています．新堂先生の教育熱心さは病院中の知るところなのです．

　他の研修医たちも北条先生と同様に興味があるようです．

　新堂先生を囲むように車座に集まってきています．自分も遅れてはならずと凡太郎も輪に加わります．

「今日はカイ二乗検定について話をするぞ．言っておくが俺はすでに酔っぱらっているからな．酔ってなくてもむずかしい話を，酔っぱらってするのだからな．凡太郎に理解してもらうことは無理かもしれんな」

　話を聞く前から「理解不能」の宣言をされ，不満そうに口をとがらせる凡太郎です．

「お前は今，ムッとしただろう．本当に考えていることが手に取るようにわかるやつだな，お前は」

「カイ二乗検定について教えてください．今日すべて理解できなくとも，理解に向けてのきっかけだけでもつかみたいです．新堂先生お願いします」

「よし凡太郎，よく聞け．お前が調べたいことは“男女で好きなお酒の種類に違いがあるかを比較する”ことだな」

「そうです．女性ではビールよりもワインを好む人が多く，男性ではワインよりもビールを好む人が多いように思います．この差が本当にあるのかどうかを調べるには，どのようにすればよいのでしょうか？ そのためにカイ二乗検定というのを使うのですね，新堂先生」

　新堂先生は自分のカバンからノートとサインペンを取り出すと，皆の輪の中心で表を書き始めました．

観測度数の表

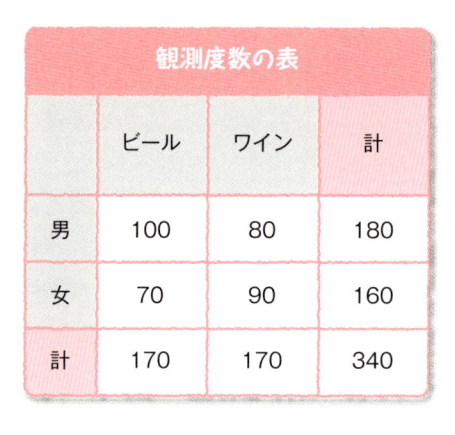

	ビール	ワイン	計
男	100	80	180
女	70	90	160
計	170	170	340

「これは男性 180 人，女性 160 人にビールとワインのどちらのほうがより好きかをたずねたものだと思ってくれ．実際に調査して観察した人数を記しているので，この表にある実人数を『観測度数』と呼ぶ．集計した結果を表示するときに，この表のように縦横に変数を配置してできる枠を用いることが普通だ．これを『クロス集計表』というんだ．この場合は，縦横に 2 枠ずつあるから『2×2 のクロス集計表』ということになる」

　凡太郎が携帯電話の電卓機能を使って，何やら計算しながら発言します．

「男性では 100÷180＝56％がビール好きで，女性では 70÷160＝44％がビール好きですね．やはり男性にビール好きが多く，女性にはワイン好きが多いようですね」

　凡太郎が急いで計算しながらしゃべります．

「待て待て，凡太郎．検定をするには仮説を明確にしなければならないな．今回の出発点は，"ワインとビールの好みの割合に関して，男女の性別差はない"という仮説を立てることだな．この仮説を何というんだ？ 凡太郎」

「はい．帰無仮説です」

「では，統計学的に検定する意味は何だ？ 凡太郎」

「実際の調査結果では，男性で 56％，女性で 44％と，男性でビール好きが多くなっていることは事実です．この差が"偶然の範囲"なのか，"偶然の範囲"を越えているのかを検定することになります．"偶然の範囲"を越えている場合には，帰無仮説が棄却され統計学的に意味のある差，つまり有意差があるということになります」

「そのとおりだ．統計学的な思考能力が身についてきたようだな，凡太郎」

凡太郎が堂々と発言するのに驚く新堂先生です．

「では，次に進むぞ．今回は男女合わせて 340 人を調査しているが，その中にビール好きが 170 人，つまり 50%の割合でいることになる．もし，男女に性別差がなく同じ割合でビール好きが含まれているとすれば，どちらの性別にも 50%ずつビール好きとワイン好きがいることが期待される．つまり，男性 180 人の中には 90 人がビール好きであることが期待される．160 人の女性の中にも 50%の 80 人がビール好きであることが期待される．これを『期待度数』という」

こう説明しながら，もう一つ新しい表を書き上げ，そこに「期待度数の表」とタイトルを記載する新堂先生です．

期待度数の表

	ビール	ワイン	計
男	90	90	180
女	80	80	160
計	170	170	340

「この期待度数の表は，帰無仮説が真実である場合に期待される人数ということになる．この期待度数と観測度数の人数がそれほど変わらなければ，差がないということになる．観測度数と期待度数の違いが偶然の範囲内のものなのか？ 統計的に意味のある違いなのか？ これが鍵になるわけだ」

宴会場に響き渡る大声で演説調に説明する新堂先生です．店員さんが，びっくりしています．

「この観測度数と期待度数とのズレを，統計では『カイ二乗値』というんだ．では実際に，この場合のカイ二乗値を計算してみるぞ．カイ二乗値は……すべての枠について，ズレ（つまり，観測度数から期待度数を引いたもの）の

108

二乗を期待度数で割ったものを求め，これを合計するんだ」

　こう言いながら計算式を示します．

$$x^2 = \frac{(100-90)^2}{90} + \frac{(80-90)^2}{90} + \frac{(70-80)^2}{80} + \frac{(90-80)^2}{80} =$$

「凡太郎，計算してみろ」

「はい．4.72 です」

　再度，携帯電話の電卓で計算し返答する凡太郎です．

「カイ二乗の値は観測度数と期待度数が一致するほどゼロに近づき，不一致が大きくなるほど，つまり，ズレが大きくなるほど大きくなる数字ということですね」

　北条先生が，これまでの新堂先生の話を要約するように発言します．

「そのとおりだ，キミは本質的なことを把握するのが早いな！ 今回のカイ二乗値は4.72 だった．つまり，期待度数と観測度数は一致しなかったわけだ．次に考えるべきことは，このカイ二乗値は大きいのか，それとも大したことはないのか？ これを判断しなければならない．このカイ二乗の値と，その値の出現確率の関係はわかっているんだ．これをカイ二乗分布というんだ」

　そう言ってグラフを示す新堂先生です．

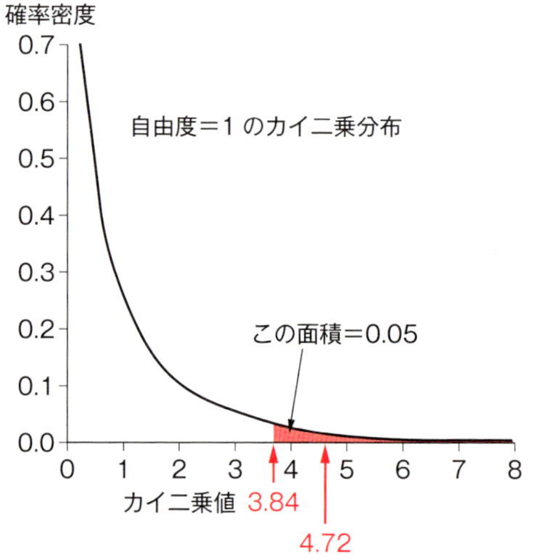

「カイ二乗の値が3.84の場合に，グラフの3.84よりも右の部分の面積が曲線下部の面積全体の5％になる．カイ二乗の値が3.84よりも大きいのならば，出現確率5％未満ということを意味するわけだ．このカイ二乗値と出現確率の分布は，クロス集計表の大きさによって異なるのだ．これを『自由度』といい，（横の枠数−1）×（縦の枠数−1）によって決められる．このグラフは自由度1の場合のカイ二乗分布を示したものだ．今回の場合には，自由度1のカイ二乗分布に従うことになるからな．たとえばビール・ワイン・焼酎の3種の酒の嗜好に男女差があるかという検討の場合には，集計表の横の枠数が3になるので，自由度は2となるわけだ」

　何やら話が急にむずかしくなって，わからなくなってきた凡太郎です．

「それでは北条先生，今回の調査結果では有意差はあったのかな．どうかな？」

「はい，新堂先生．今回のカイ二乗値である4.72という値は，3.84（出現確率5％）よりも右にあります．ということは，5％，つまり20回に1回よりもまれなことが起きたことになります．つまり"有意水準5％で帰無仮説が否定され，今回起こったことはめったに起こらないことで，偶然の差ではない"という証明がされた，ということになります．有意水準5％で女性にワイン好きが多いということです」

　いつもながらスラスラと答える北条先生です．凡太郎には，その姿から後光が差しているように感じられます．

「そのとおりだ，北条先生．ところで凡太郎，口が開いたままだぞ．お前は理解不能に陥ると口が閉まらなくなるんだな．面白いやつだな．確かに，このカイ二乗分布の話は諸君には理解はむずかしいと思う．今日，理解してほしいことを要約するとこうなる．カイ二乗検定とは，観測度数と期待度数のズレが"偶然の範囲"か"統計的にみて意味のあるズレ"かを見極める方法なんだ．そのズレをみるためカイ二乗値を計算し，その計算結果のカイ二乗値を生じる可能性がどの程度あるかを検討し，帰無仮説を棄却するかどうかを判断するわけだ．この大まかな意味と手順が理解できれば，今日は合格だな」

　なんとか自分の理解できた範囲でも，新堂先生の言うところの合格圏内に入っていそうで安心する凡太郎でした．

「先日，教えていただいたt検定と，今日のカイ二乗検定の使い分けがよくわ

かりません」

凡太郎が質問します.

「素晴らしい質問だ,凡太郎.t検定と,カイ二乗検定で統計がわからなくなり,そして嫌いになる人が多いんだ.この質問ができる凡太郎は最初のハードルを越えることができるようだな」

とにかく褒められれば嬉しいのが凡太郎です.満面の笑みをうかべます.

「t検定は平均値に差があるといえるかどうかを調べる方法で,カイ二乗検定は集計されたデータを比較し,その割合に差があるかどうかを調べる方法だ.わかりやすくいえば,t検定は男女間で飲むビールの本数に差があるのかを調査するときに使い,カイ二乗検定は,今回のように男女間で好きなお酒の割合に差があるのかを調査するときに使うんだ.このt検定とカイ二乗検定は,あとあと何度も使うことになるからな.今すぐに理解できなくても,よく復習してくれ.では,宴会を再開しよう!」

★　★　★　★　★　★　★　★　★　★

「新堂先生,まぁ一杯飲んでください」

新堂先生の空のグラスにビールを勢いよく注ぐ凡太郎です.

「ところで新堂先生,カイ二乗検定のカイというのは何なんですか？　まさかホタテやアサリの"貝"ではないですよね？」

「知らんのだ.ギリシャ語であること以上には俺は知らん.有名な統計学者ピアソンが名付けたのだったかな？　俺は自分の知らないことを質問されるのが一番嫌いなんだ.勘弁してくれ」

そう言ってビールを一気飲みにする新堂先生です.

「先生にも知らないことがあるんですか？　びっくりしました.今日は宴会だからよしとしましょう."そんなことがあっても**エェンカイ**"！　なんちゃって！　もしかしてカイ二乗検定のカイは宴会のカイかもしれませんね」

新堂先生が不勉強で知らないのではなく,統計の専門家でも謎とされていることとは知らない凡太郎です.幹事役を務めながらもビールとワインをちゃんぽんで飲みまくっている凡太郎は,かなり酔っぱらっているようです.

「ワインほしい人はいませんか？　ビールの追加はいかがですか？」

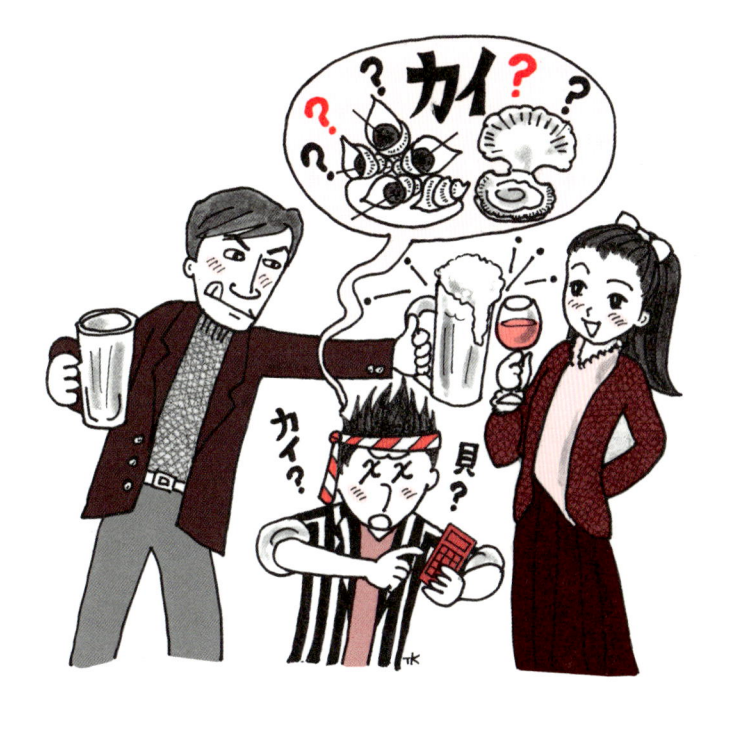

酔っぱらいながらも宴会の幹事役は一生懸命に頑張ります．バカバカしい駄洒落を連発しながらも忙しく動きまわる凡太郎を，北条先生が頼もしげに見つめていることを凡太郎はまったく気付いていないのでした．

Lesson 11 たかが宴会されど宴会，カイ二乗のカイは宴会のカイ?!

第11回 北条先生の臨床ノート

カイ二乗検定

- ☑ ２群の比率を用いて関連性の有無について分析する手法で頻用されている検定法.
- ☑ ノンパラメトリック検定の一種.
- ☑ 質的データ同士の関連性を検定する.
- ☑ 名義尺度を表に集計する.
    例）疾患のある・なし，糖尿病のある・なしなど.
- ☑ その表をクロス集計表（分割表）と呼ぶ.
- ☑ 期待度数に比べ，観測度数はどの程度ズレているのかを分析している.
- ☑ 期待度数は差がない（帰無仮説）場合を示す.

- ☑ Fisher の直接確率法：カイ二乗検定で人数が少ないとき（具体的には５人以下の結果がある場合）に用いる検定法.

113

MEMO

Lesson 12

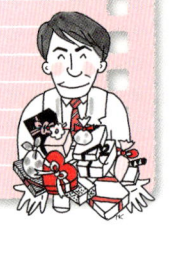

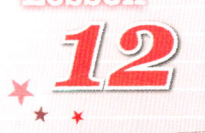

モテるための因子は何か？
恋愛指南から学ぶ多変量解析

今回のポイント

多変量解析，説明変数，従属変数，交絡因子，
ロジスティック回帰，Cox 回帰比例ハザード解析

「おはよう！」

　冷え込みの厳しい朝ですが，勢いよくカンファレンスに登場する凡太郎です．

「おはようございます」

　北条先生も元気に挨拶します．

「みんな元気そうだな．昨日の日曜日は素晴らしい天気だったな．何か楽しいことはあったか？」

　上機嫌で皆に話しかける新堂先生です．

「昨日は久しぶりに走りましたよ．ジョギングすると身体がスッキリしますね．まさに小春日和というやつですね」

　凡太郎が力強く答えます．

「私はテニスを楽しみました．多々野先生，ちなみに"小春日和"は晩秋の春のように穏やかで暖かい日のことで，11月ごろに使う表現なのよ．今は2月だから"冬晴れ"とか"寒晴れ"ということになるかしら」

　北条先生は文学にも造詣が深いようです．

「皆，スポーツを満喫したようだな．"冬晴れ"か，いい響きの言葉だな．2月は恋の季節でもあるな」

　新堂先生が遠くを見つめながら，独り言のように話します．

「えっ！　2月は恋の季節なんですか？」

「そのとおりだ．恋の季節だ！」

　断定的に発言する新堂先生です．

「わかりました！　バレンタインデーのことを言っているんですね？　もしかして，人生で一度もチョコレートをもらったことがないのですね．それで女性研修医たちに遠巻きにお願いしているんじゃないんですか？　戦略家ですね．けれども，新堂先生に恋は似合いませんね」

　大胆な発言をする凡太郎です．しかし，どの研修医も内心，同じことを

思っていました.

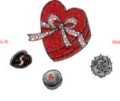

「みんな信じないようだな. これだけは言っておきたい, 俺は恋愛の達人でもあるんだ」

ムキになって話す新堂先生です. 恋愛とは無関係にみえる新堂先生が"恋愛の達人"と語り出したので, 研修医たちは目を丸くしています.

「信じられませんね. 新堂先生には女性にモテる因子が何一つないですよ」

この凡太郎の発言が, 新堂先生の心のスイッチを入れてしまったようです.

「モテる因子がまったくない? なるほど, では, そのモテる因子とやらを順番に言ってみてくれ」

研修医に一人一つずつモテる因子を言わせ, ホワイトボードに書き上げていく新堂先生です. 皆, 少し考えて順次答えていきます.

モテる因子

- 優しい人
- オシャレな人
- 面白い人
- 男らしい人
- 身長が高い人
- スポーツ万能な人
- ルックスがよい人
- 器の大きな人
- お金がある人
- 話しやすい人

「10個の因子があがったな. 諸君の言うモテる因子は恋愛の達人である自分からみれば, 取るに足らない些細な因子のようにみえるな. まぁ, この因子を受け入れるとして, 10個の中でどの因子が一番大切なんだ?」

耳たぶを赤くして質問する新堂先生です.

「それはむずかしいですね. どの因子も関連し合っています. 一つだけ選ぶというのはちょっと…」

凡太郎が首をひねりながら答えます.

「そのとおりだ. 各因子が複雑に関連しているということは事実だな. 恋愛でも医療でも, 実際の現場では多くの因子が絡み合うのだ. このように多くの因子が関連する中で, 各因子の影響の程度を評価することが必要となる場合がある. そこで行う解析法があるんだが, 知っているか? 北条先生, どう

だ」

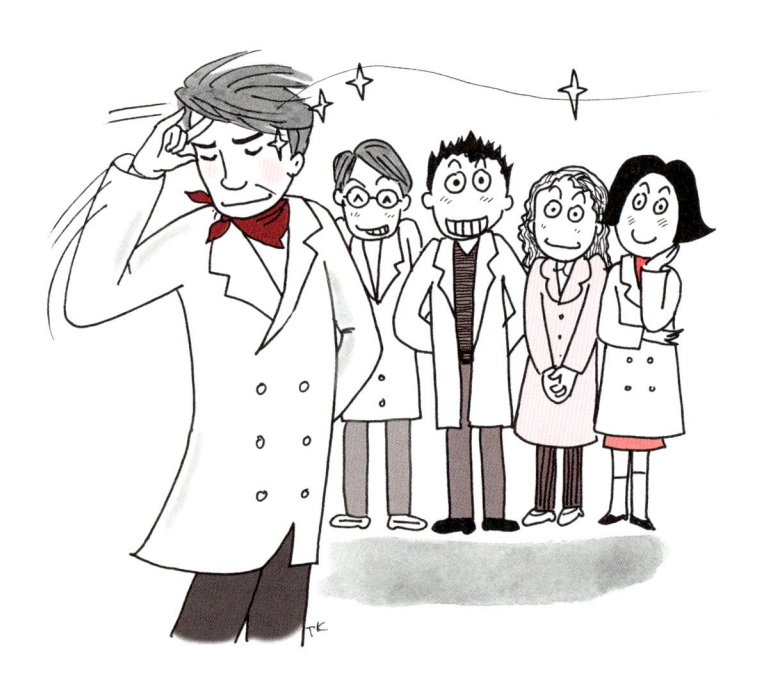

「多変量解析でしょうか. 多変量解析という言葉は知っていますが, 詳しいことはまったくわかりません」

　北条先生にしては自信がない様子です.

「多変量解析という言葉を知っているだけで大したものだ. 今日は多変量解析について説明しよう. 非常にむずかしいので, 具体的な解析法の説明というよりも, その概念を理解することが目標だな」

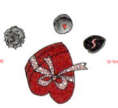

新堂先生の恋愛指南の話に付き合うのかと思っていた研修医たちは，話が本来の医療に関係する方向に修正され安心したようです．皆，新堂先生の近くに集まってきます．

「因果はめぐる糸車というが，世の出来事はすべて関連しているわけだ．結果に影響を与える多くの因子があるのが実臨床の現場だ．多変量解析がなぜ必要かを説明しよう」

　そう言いながら，ホワイトボードに表を記入する新堂先生です．

進行した肺がんの治療成績			
	生 存	死 亡	計
東京の A 病院	100	80	180
田舎の B 病院	70	90	160
計	170	170	340

「進行した肺がんの治療成績を『東京の A 病院』と『田舎の B 病院』で登録し比較したものだと考えてくれ．A 病院では患者 180 人で 100 人が生存，生存率は 100÷180＝56％であった．一方，B 病院では患者 160 人で 70 人が生存，生存率は 70÷160＝44％であった．これをカイ二乗検定で検定すると，5％未満の危険率で有意となる．つまり，東京の A 病院のほうが，田舎の B 病院よりも有意に優れた病院である．この結論は正しいかな？　凡太郎」

「いかに仮のデータでの架空の話とはいえ，東京にある都会の病院の治療成績が良くて，田舎の病院の治療成績が悪いというのは釈然としませんね．田舎の病院を応援したくなります」

　凡太郎が一生懸命に考えます．

「では，追加情報を提供しよう．それぞれの病院での患者背景の違いを記した表だ」

　そう言って，別の表を書き加える新堂先生です．

Lesson 12 モテるための因子は何か？　恋愛指南から学ぶ多変量解析

患者背景		
	東京のA病院	田舎のB病院
人　数	180人	160人
年齢（70歳以上）	80（44%）	100（63%）
性別（男）	90（50%）	60（38%）
がん進行度 （転移あり）	50（28%）	90（56%）

「田舎の病院では患者の年齢が高く，東京の病院では若いという大きな差があるようです．年齢は予後に影響を与えるはずです」

「そのとおりだな，凡太郎．もし患者の年齢が大きく異なっていれば，単純なカイ二乗検定の有意差は，A病院・B病院での治療成績の差を意味しているのではなく，年齢差を意味している可能性がある．年齢だけではなく，性別，転移の有無といったがんの進行度など，予後に影響を与える可能性のある多くの因子があるはずだ．こういった背景因子の違いのある中でA病院とB病院の間に本当に治療成績に差があるのかないのかを見極めるために行うのが，多変量解析ということになる」

　そう言いながら，ホワイトボードに何やら書き始める新堂先生です．

説明変数と従属変数	
説明変数（x）	結果に影響を及ぼすと考えられるさまざまな因子
従属変数（y）	生存の有無や発症の有無などの結果の値

「多変量解析を考えるうえで知っておくべき言葉が，説明変数と従属変数だ．結果に影響を及ぼすと考えられる因子を説明変数（x）と呼ぶ．年齢（x_1），性別（x_2），がん進行度（x_3）というように説明変数は複数存在する．説明変数は独立変数と呼ばれることもある．生存の有無など，説明変数（x）の影

119

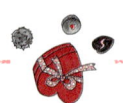

響による結果の値を従属変数（y）と呼ぶ．この例では肺がんからの生存が従属変数ということになる．多変量解析とは，この従属変数に各説明変数がどの程度効いているかを数学モデルを使って計算するもので，肺がんからの生存＝F（年齢，x_1）＋F（性別，x_2）＋F（がん進行度，x_3）といった数式をつくるわけだ．このFの部分には指数や対数が入った非常に複雑な数式がくることになるが，このFにくる係数が，各説明変数が1だけ変化したときに，生存という結果がどれほど変わるかという程度を示すことになるわけだ」

　凡太郎には，すでにむずかしすぎて新堂先生の話が宇宙人の会話に聞こえます．しかし，北条先生は完全に理解ができていて疑問点があるようです．「多変量解析の必要性はわかりましたが，患者の背景を揃えるためにランダマイズ研究があるのではないのですか？　ランダマイズ研究を行えば，多変量解析の必要はないのではありませんか？」

　北条先生が質問します．

「そのとおりだ．肺がんの患者にくじ引きをしてもらって，A病院で治療を受けるか，B病院で治療を受けるかを無作為に割り付ける研究をすれば，年齢・性別・がんの進行度などの因子は同様に両病院に分布し，両病院の治療成績を純粋に比較できるはずだ．背景因子の偏り（バイアス）を排除することが可能になるのがランダマイズ研究だ．しかし，ランダマイズ研究を行うことは実際には不可能なことが多い．今回の例でも東京のA病院と田舎のB病院での登録データ，つまりレジストリ研究の結果の解析をするわけだから，年齢・性別・がんの進行度などの因子が揃うことは期待できない．その患者背景のバイアスを補正して比較することが多変量解析の目的となる．バイアスの補正以外に交絡因子の影響を補正することも多変量解析の目的なんだが，交絡因子とは何か知っているか？　凡太郎」

「知りません」

　知らないことは知らないとしか言いようがない凡太郎です．

「では，北条先生どうかな？」

「はい．調べようとする因子以外の因子で，結果に影響を与えるものを交絡因子といいます」

　本当に何でも知っている北条先生です．

「そうだな，たとえば，飲酒とがんが関連するかどうかを調べようとしたとする．調べようとする因子である飲酒以外の因子である喫煙などが，がんの発生率に影響を与えているかもしれない．このとき，喫煙が交絡因子に該当し，喫煙が調査に影響を与えないように，データを補正する必要があるわけだ．その補正に用いるのが多変量解析ということになる．がんの発生率に与える飲酒と喫煙のそれぞれの影響の大きさを評価できるのが，多変量解析であるわけだ」

「では，実際の研究での多変量解析結果で説明しよう．そのほうが実感をつかみやすいと思う」

　そういって表が記された用紙を皆に配布する新堂先生です．配付資料が用意されているということは，今日は最初から多変量解析について説明しようと事前に準備をしていたことになります．準備してきたことを言わずに多変量解析に話をふるために，あえて恋愛談義にもちこんだのだなと察知する凡太郎でした．

「INTERHEART」研究の多変量解析の結果		
リスク因子	オッズ比	オッズ比の95%信頼区間
ApoB/ApoA1比	3.25	2.82-3.76
喫煙	2.87	2.58-3.19
糖尿病	2.37	2.07-2.71
高血圧	1.91	1.74-2.10
腹部肥満	1.62	1.45-1.80
心理社会的ストレス	2.67	2.21-3.22
野菜と果物の日常的な摂取	0.71	0.62-0.79
定期的運動	0.86	0.76-0.9
週3回程度の適度な飲酒	0.91	0.82-1.02

[Lancet **364**：937-952, 2004]

「この表は，国や人種の違いが心筋梗塞発症のリスク因子に影響するかどうかを調べるために全世界的に調査された，INTERHEARTという大規模な臨床試験の結果だ．心筋梗塞発症のリスク因子の関与の度合いを評価するために，ロジスティック回帰解析という多変量解析を行っている．心筋梗塞患者1万5,152人と対照群1万4,820人を比較した研究だ．その研究の結果，9

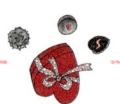

つの因子が独立した説明因子として同定されている．オッズ比とは，そのリスク因子が存在しない場合に比べてリスク因子が存在する場合に，心筋梗塞の発生というエンドポイントの発生確率を何倍引き上げるかを示す推定値ということになる」

　熱弁をふるう新堂先生です．

「つまり，糖尿病のある人は，ない人に比べて 2.37 倍心筋梗塞になりやすいということですね．ところで，ApoB/ApoA1 比というのが理解できないのですが」

　疑問点を質問する凡太郎です．

「ApoB は LDL-コレステロールを運ぶ蛋白質のことで，ApoA は HDL-コレステロールを運ぶ蛋白質だな．LDL-コレステロールは動脈硬化を促進する悪玉コレステロールで，HDL-コレステロールは逆に動脈硬化を抑制する善玉コレステロールであることは知っていると思う．ApoB/ApoA1 比が高いということは，悪玉が多く善玉が少ないという脂質異常の状態にあることを意味する．この ApoB/ApoA1 比が高い場合に，心筋梗塞の発症リスクが 3.25 倍になることを示している」

　わかりやすく解説する新堂先生です．

「喫煙・糖尿病・高血圧の 3 つの因子がない人に比べて，喫煙・糖尿病・高血圧の 3 つを併せ持つ人では，2.87×2.37×1.91＝12.99，つまり心筋梗塞の発症リスクが約 13 倍高まることを意味している．どうだ，わかったか凡太郎」

「ようやく，この表の意味がわかってきました．野菜と果物の日常的な摂取でのオッズ比が 1 よりも小さいということは，野菜と果物の日常的な摂取ができている人は心筋梗塞になりにくいということですね」

　自分にとって理解できることは大きな声で話す凡太郎です．カンファレンスの参加者には，彼が理解できているのか，理解不能状態であるのかが手に取るようにわかります．

「このオッズ比の 95％信頼区間が一緒に提示されている意味がわかるかな，凡太郎」

　新堂先生は，凡太郎に質問をふることが多いようです．

「オッズ比が 1 ということは，リスク因子が存在してもしなくても心筋梗塞

122

の発生が"同じ"ということになります．95%信頼区間とは，真のオッズ比が95%の確率で含まれている範囲を示すものです．オッズ比の95%信頼区間が1という値をまたいでいれば，"同じ"である可能性が5%以上の確率で有り得ることになり，有意な因子ではなくなるということだと思います」

　考えながらゆっくりと話す凡太郎です．

「大正解だ．お前わかってきたな．オッズ比の信頼区間が1という値をまたぐかまたがないかが決定的な意味をもつことに，よく気づいたな．感心したぞ，凡太郎」

　褒められると嬉しい凡太郎です．

「この表の解析法はロジスティック回帰解析という多変量解析を用いたとの説明でしたが，ほかにどのような方法があり，どのように使い分けるのですか？」

　北条先生が質問します．

「あいかわらず鋭い質問だな．多変量解析としてはロジスティック回帰解析，Cox回帰比例ハザード解析などが主に使用されている．この2つの解析法の共通点は，リスク因子がエンドポイントの発生確率を何倍引き上げるのかを示す推定値が示されることだ．この推定値がロジスティック回帰解析ではオッズ比として，Cox回帰比例ハザード解析ではハザード比として表現される．ロジスティック回帰解析では，観察開始後一定期間以内に起きたエンドポイント発生の有無だけが因子として用いられるので，エンドポイント発生までの時間的要素はない．一方でCox回帰比例ハザード解析では，エンドポイント発生までの時間がモデルに組み込まれているので，観察期間全体を通しての時間的要素のある場合の比較に用いられる．イメージとしては，急性心筋梗塞患者の生存に関与する因子を解析する研究を行う場合に，急性期の集中治療室での生存という限られた期間内の因子を解析するのであればロジスティック回帰解析を行い，発症から3年間の生存という長期間の因子を解析するのであればCox回帰比例ハザード解析が用いられることが多い．この使い分けについては，諸君には今の段階で理解することはむずかしいかもしれないな」

　この新堂先生の説明がまったく理解できなかった凡太郎には，「わからなくても大丈夫」という最後の部分が助け船のように感じられるのでした．

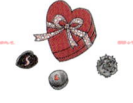

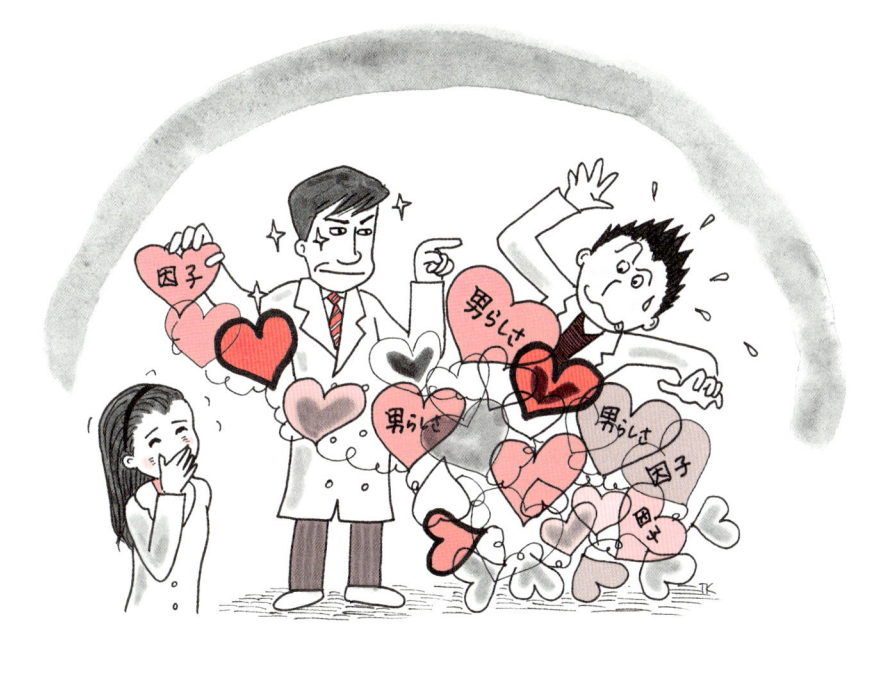

今日の多変量解析の話は，正直言って凡太郎には雲をつかむようなわかりにくいものでした．唯一，凡太郎の心に刻まれたことは，最初のモテる因子を研修医に一つずつ言わせたときに，北条先生が「男らしい人」という項目をあげたことでした．男らしいとは具体的にはどのように振る舞えばよいのか，その問題のほうが多変量解析よりも大切に思える凡太郎でした．

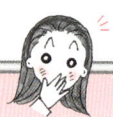

Lesson **12** モテるための**因子**は何か？　恋愛指南から学ぶ**多変量解析**

第12回　北条先生の臨床ノート

多変量解析

☑ 多変量解析：従属変数に各説明変数がどの程度効いているか
　を数学モデルを使って計算するもの.

説明変数（x）	結果に影響を及ぼすと考えられるさまざまな因子，y に影響を与える因子
従属変数（y）	生存の有無などの結果，エンドポイント，x の影響を受けた結果の状態

☑ よく使用される代表的な多変量解析
- ロジスティック回帰解析
- Cox 回帰比例ハザード解析

☑ 両解析法ともに，説明因子が従属因子（アウトカムの発生）
　の確率を何倍引き上げるのかを示す推定値を算出する.

☑ 推定値は，基準となる群との相対的な比として表現される.

☑ オッズ比やハザード比はリスク因子間の影響力の程度を示す.

	ロジスティック回帰解析	Cox 回帰比例ハザード解析
時間的要素	解析不能	解析可能 多変量解析による生存時間解析
算出される推定値	オッズ比	ハザード比

☑ ロジスティック回帰解析
- 観察開始後一定期間以内に起きたエンドポイント発生の有無のみがデータとして用いられるため，エンドポイント発生までの時間の長短は結果に影響しない

☑ Cox 回帰比例ハザード解析
- エンドポイント発生までの時間がデータとして用いられるため，観察期間全体を通しての比較が行われる

125

Lesson 13

カップ麺の調理法から学ぶ生存時間解析

今回のポイント

生存時間解析，Kaplan-Meier 生存曲線，log-rank 検定

「おはよう！」

　今日も朝のカンファレンスで，新堂先生が皆に挨拶をします．

　しかし，いつもなら一番元気のよい凡太郎の「おはようございます」という返答がありません．

「どうしたんだ，凡太郎は？　今日はまだ来ていないのか．寝坊かな？」

　凡太郎のことが気になる新堂先生です．

「多々野先生は，重症の担当患者がいるんです．昨日も深夜まで病院にいたのだと思います．それでカンファレンスに遅れているのかもしれません」

　北条先生が報告します．彼女は凡太郎の受け持ち患者についても把握しているようです．心肺停止状態で搬送された患者が蘇生に成功し，集中治療室で低体温療法を受けており，凡太郎は指導医とともに受け持ちとなり奮闘しているのです．

「おはようございます！」

　勢いよくドアを開けて，そこに凡太郎が飛び込んできました．

「おはようございます！　遅れて申し訳ありません」

　凡太郎が挨拶します．声は元気な調子です．

「うん，おはよう．重症患者がいるんだな．しっかり朝飯を食ってきたか？凡太郎」

　先ほどの挨拶は大声でしたが，無精ヒゲも目立ち，明らかに疲労感をにじませる凡太郎が返事をします．

「はぁ．一応，少しだけ……」

「みんなに重症患者の担当になったときに一番大切なことを教えてやろう．自分の経験上もっとも大切なことで，これを守れば救命率もアップするぞ」

　「新堂先生の珠玉の話が始まるぞ」と，研修医一同が瞳を輝かせて次の言葉を待ちます．

「飯を腹いっぱい食うことだ．腹ペコでは力が湧かない．病気に立ち向かい，

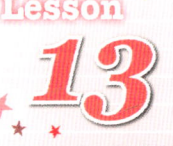

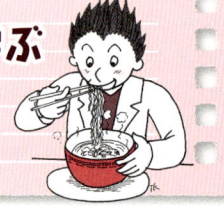

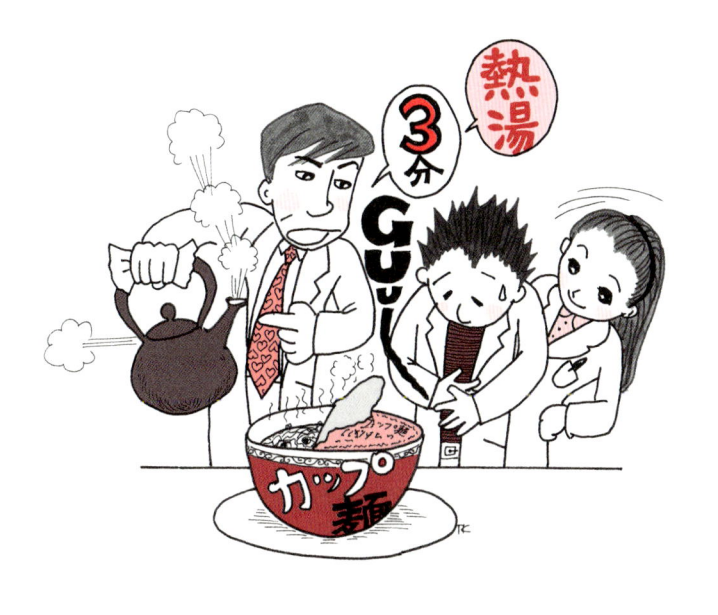

救命に全力を尽くすためには，医師自身が健康で力がみなぎっていなければダメなんだ．重症患者の担当になり忙しくなると食事を抜くやつがいるが，最悪だな．受け持ち患者の病状が悪いほど，担当医は身も心も元気でなくてはいかん．とにかく食事をきちんと摂ること，大切なポイントだ」

　医学的に勉強になる話を聞くことができると期待していた研修医は，皆拍子抜けした様子です．しかし，この話は凡太郎の心に響いたようです．

「なるほど．朝食をしっかり食べてくればよかった．実は腹ペコなんです」

　急に弱々しい声で話す凡太郎です．

「お前，何を食べてきたんだ？」

「カップ麺です．遅刻だと思って慌てていたんです．お湯を沸かす時間もなくて，熱湯ではなく生ぬるいお湯を入れて1分だけ待って食べたのですが，最悪の味でした．半分で断念してカンファレンスにやってきたんです」

　この話を聞いた新堂先生の耳が，ピクッと動いたことに研修医全員が気付きました．

Lesson **13** カップ麺の調理法から学ぶ生存時間解析

「俺は食事にはうるさいが，その中でもカップ麺については特にこだわりのある人間なんだ．疲れている凡太郎にはわるいが，生ぬるいお湯を入れて調理時間１分というのは絶対に許せない過ちだな．これでは助かる患者も助からない．熱湯を入れて正確に３分間待つこと，これが重症患者救命の第一歩だ」

　論理的に飛躍した話を真顔でする新堂先生です．統計を理路整然と語る人物と同一とは思えません．

「なぜカップ麺の調理時間は３分間か知っているか？」

　新堂先生のカップ麺についての演説が続きます．

「カップの中にある乾燥麺は，熱湯を注ぐことで水分が浸透して，出来たての状態に復元するわけだな．もっとも麺のコシや食感のバランスのよい状態が３分後なんだ．細い麺であれば１分で戻すこともできるはずだが，麺のコシが不足するわけだ．コシがあり食感のよい太さを調べると，３分間で戻る麺が一番美味いことがわかったんだ．それと，３分間は長くもなく短くもなく，腹の減った者が待つのに程よい時間であることもわかっているんだ」

「何事にもウンチクの深い新堂先生を尊敬しますが，カップ麺の３分間の話と患者の救命成功に関係があるとは思えませんね」

　疲れのためか，本音の返答をしてしまった凡太郎です．

「なんだと．関係は大ありだ．カップ麺と時間……うーん」

　うなりながら考える新堂先生が，突然大声で話し出します．

「Kaplan-Meier（カプランマイヤー）生存曲線を知っているか？　生命予後と時間経過の関係を評価する大切な方法なんだ，凡太郎」

「Kaplan-Meier 生存曲線について自分は知りませんが，Kaplan-Meier の"カプ"とカップ麺の"カップ"という語感が似ているだけではないのですか？」

　凡太郎の指摘を無視して熱く語り続ける新堂先生です．頭の中は，Kaplan-Meier のことでいっぱいのようです．

「生存時間解析（survival analysis）は，死亡などのイベントが起きるまでの時間とイベントとの間の関係に焦点を当てる解析方法なんだ．その中でも Kaplan-Meier はもっともよく使用される方法なんだ．具体的な例で話をしたほうがいいだろう」

　そう言いながら皆にグラフの書かれた用紙を配布する新堂先生です．この

129

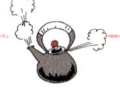

用紙が準備されているということは，カップ麺の話から生存時間解析の話に流れてきたのではなく，「今日は Kaplan-Meier の話をするぞ」と決めていたのでしょうか.

[N Engl J Med **321**：406-412, 1989]

「このグラフは，CAST 試験という臨床試験の結果のグラフだ．この試験は心室性不整脈のある心筋梗塞後の患者さんを対象として 1980 年代に行われたもので，当時もっとも強力で新しい抗不整脈薬であった encainide や flecainide を投与した群とプラセボ群とで生存率を比較したものだ．試験開始前には，抗不整脈薬を投与することで生存率の改善効果が示されるであろうと皆予測していた．実際には，抗不整脈薬が投与された群において，プラセボ群と比べ，心臓死，その中でも特に不整脈死を増加させることがわかったんだ．予想に反する結果を提示した CAST 試験は，ランダマイズ試験で真実を確認することの大切さを示した点において，循環器内科医だけでなくすべての領域の医師の間で有名な研究なんだ．北条先生，このグラフの解釈をしてみてくれ」

「はい．encainide や flecainide の抗不整脈薬を投与した群の生存曲線が，ランダマイズしてから時間経過とともに低下していきます．一方，プラセボ群では低下の度合いは軽度です．その両者を比較すると p＝0.0006 で有意に抗不整脈薬を投与した群で生存率がわるい，つまり死亡率が高いということです」

何事もスラスラ答える北条先生です.

「そのとおりだな. この抗不整脈薬を投与した群とプラセボ群の個々の生存曲線を描く方法が Kaplan-Meier なんだ. この 2 つの Kaplan-Meier 生存曲線の差異が有意なものかどうかを比較検討する場合に log-rank（ログランク）検定という方法を使うのが普通だ. Kaplan-Meier 生存曲線は, 生命科学の分野では基本的なもので, 知っておく必要がある. その理解はむずかしいものではない. では, 説明しよう」

そう言いながら, ホワイトボードに何やら書き始める新堂先生です.

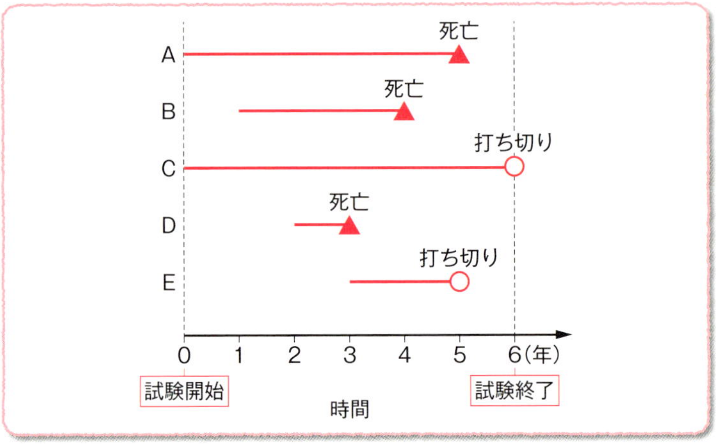

A から E までの 5 人が参加した, 6 年間の実施期間のある臨床試験だと考えてくれ. その 5 人の流れについて説明しよう. A は試験開始直後に登録され, 5 年後に死亡が確認された. B は試験開始 1 年目で登録され, 3 年後の試験開始 4 年目に死亡が確認された. C は試験開始直後に登録され, 死亡というイベントは発生することなく試験期間が終了し『打ち切り』となった. D は試験開始 2 年目で登録され, その 1 年後に死亡が確認された. E は試験開始 3 年目で登録され, その 2 年後の試験開始 5 年目に『打ち切り』になった」

ここで凡太郎が質問します.

「死亡がイベントであるというのは理解しやすいのですが,『打ち切り』とい

う意味がよくわかりません」

「なるほど，いい質問だな．『打ち切り』とは，イベントが発生することなく観察を終了したということだ．観察の終了は，具体的には，死亡することなく試験期間が終了した場合，消息不明になった場合，本人が試験への参加を撤回した場合などがある」

　そう説明しながら，さらにホワイトボードに書き続ける新堂先生です．

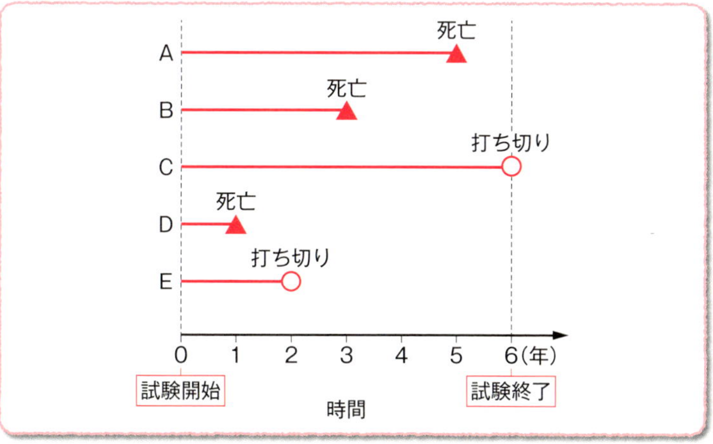

「AからEまでの5人を，試験登録開始の時間を0として左に揃えたものがこの図だ．Kaplan-Meier 生存曲線を描くために必要なデータとしては，観察期間である時間，死亡または『打ち切り』なのかというイベントの有無，この2つのデータということになる」

「では，このデータをもとに Kaplan-Meier 生存曲線を書いてみよう．開始時には全員が生存しているわけだから生存率は100%だ．AからEまでの5人で，その100%を受け持つわけだから，1人あたりだと20%の生存率を受け持つことになる．そこで，1年時にDが死亡する．すると，どうなる？」

　凡太郎が答えます．

「20%分だけ生存率が低下するのではないですか？」

「そのとおりだ，凡太郎．わかっているじゃないか」

　大したことを答えなくても，褒められれば何でも嬉しい凡太郎です．

132

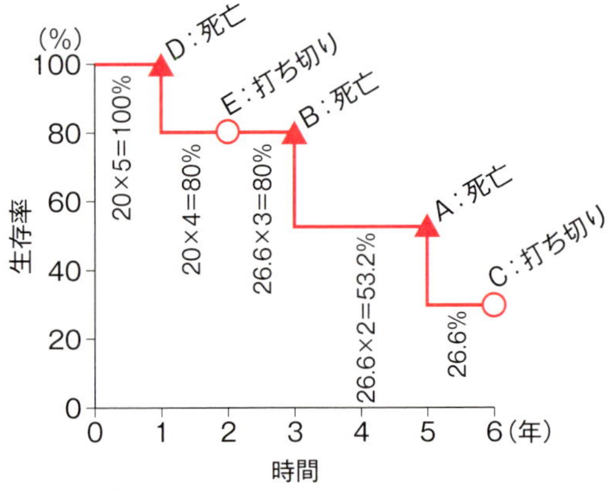

Lesson **13** カップ麺の調理法から学ぶ生存時間解析

「凡太郎の言うように，1 年で 20%低下する．ここからは 4 人で 80%を受け
もつことになる．そして 2 年時に E が打ち切りとなる．打ち切りは死亡では
ないので，生存率の低下はない．しかし，打ち切り直前までは 80%を 4 人
で受けもっていたものが，これ以降は 3 人で受けもつこととなる．つまり，
80÷3＝26.6%ずつを 3 人で受けもつわけだ」

　話がわかりやすいので，凡太郎をはじめ研修医は皆うなずきながら聞き
　入っています．

「そして 3 年目に B が死亡する．すると，どうなる？」

　別の研修医が勢いよく答えます．

「26.6%分だけ生存率が低下します」

「そのとおりだ，いいぞ．そして 5 年目に A が死亡し，同じく 26.6%低下す
る．6 年目で C が打ち切りとなり観察期間が終了となる．このように，イベ
ントが起きれば受け持ち分だけ生存率が低下し，打ち切りが起きれば生存率
への 1 人あたりの受け持ち分が変更になる．この作業の繰り返しで Kaplan-
Meier 生存曲線は書くことができるんだ」

「一つ質問があります」

　北条先生が手をあげます．

「何だ？」

「同じ時間に死亡と打ち切りが発生した場合には，どのように扱うのです

133

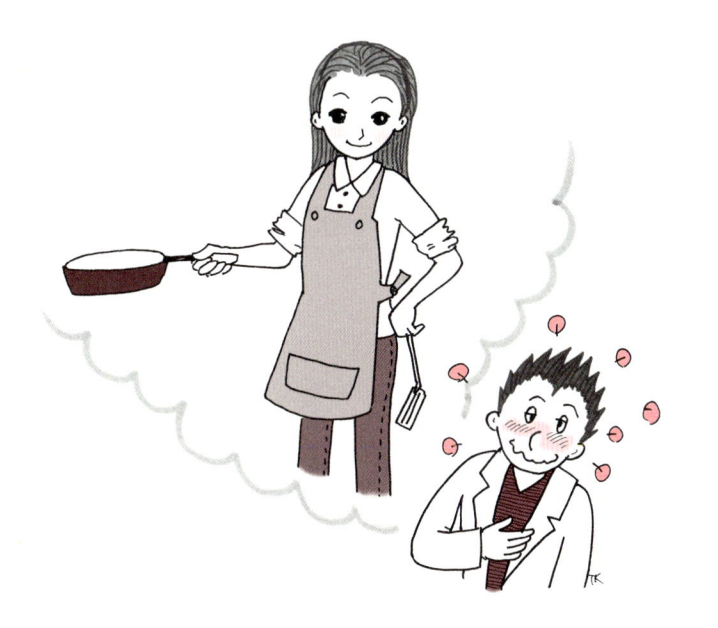

か？　たとえば2年目にAが死亡，Bが打ち切りとなった場合にはどうするのですか？」

「素晴らしい質問だな．まさにKaplan-Meier生存曲線の本質的な質問だ．これについては，死亡による生存率の低下，つまり生存曲線を下げることを先に行い，その後に打ち切りによる受け持ち分の変更を行うことになっている．これは，Kaplan-Meier生存曲線が考案されたときに決められたルールだ．生存率についてなるべく厳しく評価しようという意図があるわけだな」

　北条先生が質問をして褒められるのに刺激を受けて，凡太郎も質問します．

「Kaplan-Meier生存曲線といいますが，どうみても階段であって曲線ではないと思います」

　凡太郎が直球の質問をします．

「そのとおりだ．これも素晴らしい質問だな．この例では5人しか参加者がいなかったので明らかな階段状になるが，サンプル数が非常に多ければなめ

134

らかな曲線に近づく．それで生存曲線と呼ばれているわけだ」

「曲がったことの嫌いな新堂先生には，階段を曲線というのは許せないんじゃないですか？」

　凡太郎が突っ込みをいれると，カンファレンス室が笑いに包まれます．

　グー，グルグル……．

　ここで凡太郎の腹が，皆にもはっきり聞こえるくらいに大きく鳴りました．

「多々野先生，お腹がすいているのね．かわいそうに．患者さんが助かるためにもお腹いっぱいに食べなきゃね！　お料理つくってあげようか」

　北条先生の思いがけない発言がありました．この言葉を耳にした研修仲間も，新堂先生も，どのようにレスポンスしてよいのか戸惑っています．祝福すべきか，無視すべきか．発言した本人の北条先生は，顔を赤らめるでもなく平然としています．

　本心からの発言か，それとも表向きの社交辞令か？　ミステリアスな言葉です．

　そのような皆の思いとは別に，凡太郎は有頂天になり耳が真っ赤になっています．これを見透かしたように新堂先生が言います．

「腹はペコペコだが，胸がいっぱいになったようだな．凡太郎！」

第13回 北条先生の臨床ノート

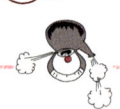

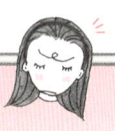

生存時間解析

☑ 生存時間解析（survival analysis）：イベント発生までの時間と，イベントの関係を解析.

☑ Kaplan-Meier 生存曲線：横軸に時間軸を，縦軸にイベントの発生率をグラフ化する手法.

☞ **介入試験における生存時間解析での 2 群の比較**

☑ ステップ 1
  ● 介入群（実薬群）と非介入群（プラセボ群）の 2 群それぞれに Kaplan-Meier 生存曲線を書く

☑ ステップ 2
  ● Kaplan-Meier 生存曲線は視覚的には，2 群に差があるかどうかは把握しやすいが，具体的に有意差を示すかどうかの検定が log-rank（ログランク）検定
  ● log-rank 検定は，生存曲線の差を比較するノンパラメトリック検定の一種

☑ ステップ 3
  ● 時間的因子を含め，解析できる多変量解析である Cox 回帰比例ハザード解析で，交絡因子を調整して治療効果を数値化

Lesson 14

メタアナリシスはメチャアナリシス？合わせ技一本から学ぶエビデンスレベル

今回のポイント

メタアナリシス，ガイドライン，エビデンスレベル

「おはよう！」

　月曜日の朝のカンファレンスです．新堂先生が皆に挨拶をします．

「おはようございます」

　研修医たちも元気に挨拶を返します．

「患者は，2日間持続する胸痛を主訴に受診した55歳男性です．胸痛は朝方の通勤時に生じ，立ち止まって休むとおさまるとのことです……」

　昨日入院した症例を研修医がプレゼンテーションします．毎日症例のプレゼンテーションを繰り返すことによって研修医は鍛えられていきます．患者情報を簡潔にまとめることによって，医学知識の獲得と疾患に対する理解を深めることに結びつくからです．しかし，カンファレンスに集中している研修医たちの中に，一人だけ例外がいました．

「凡太郎，起きろ！　寝ているんじゃない！」

　新堂先生の大声が響き渡ります．

　同僚のプレゼンテーションを子守歌代わりに完全に寝こけている凡太郎でした．新堂先生の大声に反応して，ビクッと目を覚まします．

「はっ，すみませんでした！」

「どうしたんだ，凡太郎．もっと集中しろ．なにをボンヤリ寝ているんだ．体調でも悪いのか？」

「昨日の夜，酒を飲みすぎました．実は昨日の夕方に研修医みんなで集まって焼肉パーティーをしたんです．新堂先生も参加してくださればもっと盛り上がったのに残念でした．肉は美味しいし，ビールも美味い，それにワインもまた最高でした」

　昨日のパーティーの楽しい様子を思い出すように語り出す凡太郎です．

「北条先生が見立てて買ってきたワインが本当に美味しいんです．けれども値段を聞くと安いんですよ．安くて美味い，肉との相性もバッチリのワイン

137

でした」

　カンファレンスの集中が途切れてしまいました．プレゼンテーションも中断です．

「ワインは，値段が高ければいいというわけじゃないのよ．リーズナブルな価格で十分に美味しいワインはいくらでもあるのよ」

　北条先生にしては珍しくカンファレンス中に雑談に参加します．凡太郎にワインのことで褒められたのが嬉しかったのでしょうか．

「本当に美味しいワインだったなぁ．ジューシーな焼肉と美味しいワインの合わせ技に，やられちゃったよ」

　楽しそうな会話が続きます．放っておけばずっと話していそうな様子です．寝こけていたかと思えば，起きればカンファレンスをぶちこわす凡太郎です．

　新堂先生が雷声で怒り出すかと思えば，今日はニコニコと聞いています．

　北条先生のあまりに楽しげな表情に，怒るに怒れないのでした．

「凡太郎，今お前，いい言葉を使ったな」

　会話に割って入る新堂先生です．

「いい言葉？　何のことです？」

　凡太郎が首をかしげます．

「合わせ技と言っただろう．素晴らしい言葉じゃないか」

　新堂先生が突然話題を切り替えるのは珠玉の話の始まりであることを研修医たちは知っています．皆，瞳を輝かせています．

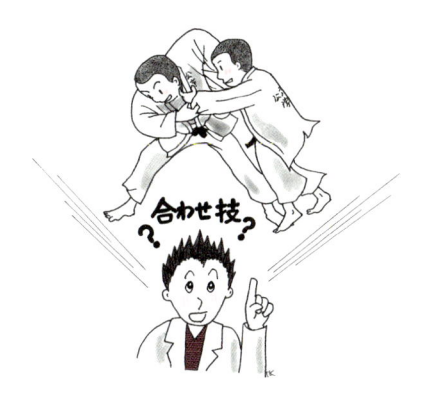

Lesson 14 メタアナリシスはメチャアナリシス？　合わせ技一本から学ぶエビデンスレベル

「"合わせ技"が素晴らしい言葉なんですか．柔道の用語ですよね．完全に一本とは認めがたいが，今少しで一本であるような技のあった場合のことで，この技ありが２本で総合勝ちとなり一本と同等のポイントが与えられる．これが合わせ技一本ですよね．そんなに素晴らしい言葉とも思えませんが……」

「そのとおりだ．よく知っているじゃないか，凡太郎」

「医学の世界でも，この合わせ技一本が非常に大切なんだ」

　ニヤリとしながら話す新堂先生です．

「わかりました，先生．メタアナリシス（メタ解析）のことですね」

　北条先生が弾むように発言します．

「そのとおりだ，相変わらず勘がいいな．では，メタアナリシスについて北条先生が知っていることを教えてくれ」

「はい．メタアナリシスは，複数の研究結果や研究データを計算してまとめる手法のことです．診療ガイドラインでは，メタアナリシスに基づくエビデンスが，一番エビデンスレベルが高いとされます」

　何でもスラスラ答える北条先生です．

「そうだな．今の北条先生の言葉の中にキーワードがいくつも含まれていたな．まず『診療ガイドライン』という言葉が出てきたが，これについて説明してくれ，凡太郎」

「はい．疾患に対する治療の実績や，学会での研究を踏まえてつくられた診療の目安のことだと思います」

　突然に質問をふられましたが，なんとか答える凡太郎でした．

「まずまずの答えだな．研究成果を踏まえて学会などでつくられた標準的な治療を行うための診療指針がガイドラインだ．では凡太郎，もう一つ質問だ．"ガイドラインに書かれた診療指針には必ず従わなくてはならない"この文章は正しいか間違いか，どっちだと思う？」

「ガイドラインには従わなければならないですよね．正しいと考えます」

「残念だな．確かにガイドラインに書かれた治療指針に従うことは間違いではない．しかし，ガイドラインに従うことが，すべての患者に例外なく最善であるというのは誤解だ．あくまでもガイドラインは標準を示すもので，画一的な治療を行うことを推奨しているものではない．ガイドラインが示す標

139

準的な診療指針を尊重しつつ，個々の患者の年齢や体力，各個人の事情などに応じて，治療法を変えるほうが望ましい場合もあることは知っておいてほしいな」

　新堂先生のわかりやすい説明に，大きくうなずく研修医一同でした．

「では，次のキーワードである**エビデンスレベル**について説明しよう．エビデンスとは科学的根拠，さまざまな研究，実験の結果をもとにして根拠があると考えられる事柄を指している．このエビデンスを出す研究にはいくつかの方法があり，その方法によってエビデンスレベルが変わってくるんだ．**エビデンスレベルとは，その信頼度と考えてもらってよい．レベルAが一番信頼度が高く，レベルBそしてレベルCと信頼度が低くなっていく．**では，一番信頼度の高いレベルAのエビデンスとはどのようなものか知っているか，北条先生」

「はい．**多くのランダマイズ研究の結果やメタアナリシスに基づくデータが，レベルAのエビデンス**です」

　新堂先生の質問に臆することなく即座に答える北条先生です．

「わかりました，新堂先生．ランダマイズ研究の結果をいくつも合わせて一つの高いレベルのエビデンスをつくり出す，だから合わせ技一本なんですね．ようやくわかりました」

　うなずきながら話す凡太郎です．その凡太郎には目もくれずに話し続ける新堂先生です．

「診療ガイドライン，エビデンスレベルとくれば，もう一つ知っておかねばならない言葉がある．『**推奨**』だ．**エビデンスに基づいて標準的な治療指針が推奨されることになる．**逆に有害であれば，その治療を行わないことが推奨される場合もある．その推奨の確信度合いによって**強く推奨**される場合と，**弱く推奨**される場合がある．要約すれば，①行うことを強く推奨する，②行うことを弱く推奨する，③行わないことを弱く推奨する，④行わないことを強く推奨する，となる．診療ガイドラインを読むときには，エビデンスレベルと推奨の細かい定義が，ガイドラインの最初に明記されているはずなので必ず確認するように」

「新堂先生，メタアナリシスについてもっと詳しく教えてください．メタアナリシスのメタとはどういう意味なんですか？」

140

Lesson 14 メタアナリシスはメチャアナリシス？　合わせ技一本から学ぶエビデンスレベル

　疑問点があれば解決し，とことん理解しようとする北条先生です．

「いい質問だ，北条先生らしいな．メタは辞書的にいえば，他の語の上について，"超，高次"の意味を表す接頭語だ．"より高いレベルの〜"という意味になる．アナリシスは分析・解析ということだから，メタアナリシスは直訳すると"より高いレベルの解析"となる．具体的には次の手順で行われる．①解析しようとするテーマに従って過去に行われた複数のランダマイズ研究のデータを集める，②データを計算してまとめる，③まとめたデータを解析する，④解析結果から結論を出す．実例で示したほうがわかりやすいだろう」

　そう言って，コピーした資料を皆に配布する新堂先生でした．今日のカンファレンスでの，合わせ技一本の話からメタアナリシスへの展開も周到に準備されていたものであったようです．

Trial	No. of events / total No. of patients		
	SES group	PES group	
BASKET	22/264	21/281	
Cervinka et al.	1/37	3/33	
CORPAL	29/331	38/321	
Di Lorenzo et al.	3/90	4/90	
Han et al.	9/210	11/206	
ISAR-DESIRE	19/100	30/100	
ISAR-DIABETES	14/125	17/125	
ISAR-SMART 3	20/180	33/180	
LONG-DES Ⅱ	6/250	18/250	
Petronio et al.	2/50	2/50	
PROSIT	7/154	11/151	
REALITY	60/684	59/669	
SIRTAX	40/503	67/509	
SORT-OUT Ⅱ	40/1,065	46/1,033	
TAXI	9/102	4/100	
Zhang et al.	14/246	16/203	
Overall	295/4,391	380/4,304	0.74 (0.63-0.87)

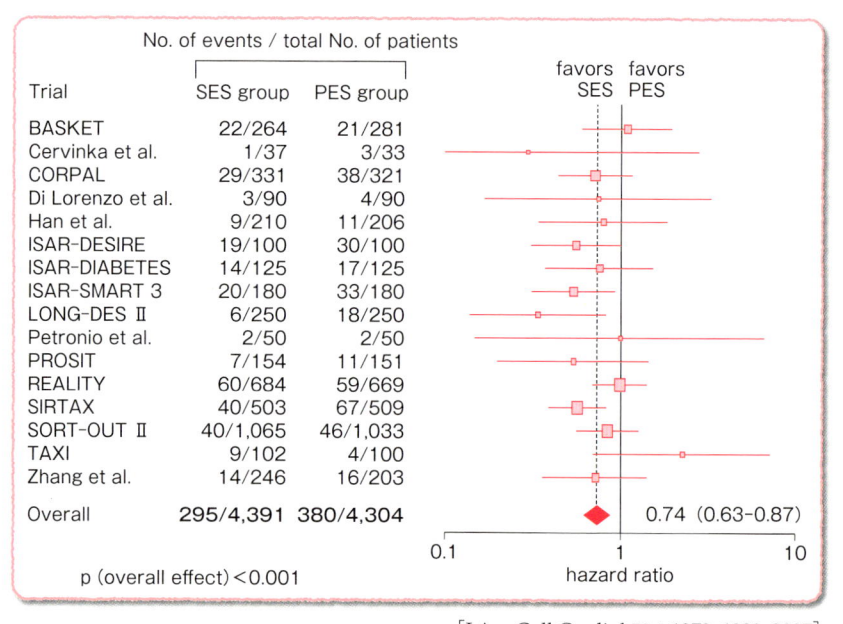

favors SES　favors PES

hazard ratio 0.1 — 1 — 10

p (overall effect)<0.001

［J Am Coll Cardiol **50**：1373-1380, 2007］

「この図は，あるメタアナリシスの解析結果を示したものだ．冠動脈疾患の治療に用いる薬物溶出性ステントとしてシロリムス溶出性ステント（sirolimus eluting stent：SES），パクリタキセル溶出性ステント（paclitaxel eluting stent：PES）の2つがあった．この2つは第1世代の薬物溶出性

ステントとして登場し，その2つの優劣を比較するランダマイズ研究が世界中でいくつも実施された．その中から16の研究結果をドイツ人の医師Schömigらのグループがメタアナリシスしたものだ．SESまたはPESのステントのどちらかで治療した後に，再狭窄を起こし再度の治療を必要としたイベントの発生率について解析している」

「このタイプのグラフをforest plotといい，メタアナリシスの解析結果の論文では必ずみられるまとめ方だ．16個の各々の研究結果を上から順に記載し，最後に16個を統合したoverallのハザード比を計算して一番下に示してある．直感的にも理解できると思うので，わかる範囲で説明してみろ，凡太郎」

「うーん．たとえば一番上のBASKETという研究では，SESでイベントが22/264＝8.3％，PESでは21/281＝7.4％で発生したわけです．PESのほうでわずかにですが再治療を要するイベントの発生率が低いので，favors PESというほうに少し振れたところにポイントがあるのだと思います」

　なんとか答える凡太郎です．

「そのとおりだ．favorとは"有利な，良好な"という意味だからな．ハザード比 (hazard ratio) が1.0のところにある縦線よりも右にポイントがあれば，PESのほうが優れていたという結果で，左にポイントがあれば逆にSESのほうが優れていたという結果になる．では，このポイントをまたぐように左右に広がる横線は何を示すと思うかな，北条先生」

「はい，そのハザード比に対する95％信頼区間を示しています．この95％信頼区間の横線が，ハザード比1.0のところにある縦線を左右のどちらかに越えて外れていれば，p値5％未満で有意な差ということになります．ハザード比が1.0の縦線を95％信頼区間の横線がまたいでいれば有意差はなかったということです．このメタアナリシスに含まれる研究の中では上から8番目にあるISAR-SMART 3という研究では，ポイントがfavors SESのほうに大きく振れていて，かつ95％信頼区間の横線の右端もハザード比1.0の縦線よりも左にあります．つまり，このISAR-SMART 3研究では，SESのほうがPESに比べて統計学的に有意に優れていたことを示しています」

　自信をもって答える北条先生です．

「では，凡太郎，一番下のoverallの欄の意味を説明してくれ」

142

Lesson **14** メタアナリシスはメチャアナリシス？　合わせ技一本から学ぶエビデンスレベル

「はい，研究全体ではハザード比が 0.74 で favors SES，つまり SES を用いて PCI をしたほうが PES に比べて 0.74 倍再治療を要するイベントが少ない，つまり SES のほうが PES よりも 26% 再治療を要する率が低いことを意味します．また，このハザード比 0.74 の 95% 信頼区間は，0.63 から 0.83 と 1.0 よりも低いので p 値 5% 未満で有意，具体的にはこのメタアナリシスでは p 値は 0.001 未満で有意であったことがわかります」

　凡太郎も北条先生に負けず劣らず明確に答えます．

「わかってるじゃないか．すごいぞ，凡太郎！　16 の各々の研究は，全体としては SES が優れるという結果を示す研究が多いが，一つ一つでは症例数が不足して証明しきれなかったわけだ．また，各々の研究の中には PES のほうがよいという傾向を示す研究結果もある．しかし，メタアナリシスを行うことによってレベルの高いエビデンスとして SES のほうが PES よりも優れることを証明したことになる．メタアナリシスについて少しはわかったかな．では，もう一歩踏み込んでこの forest plot 図を眺めてみよう．16 の各研究の 95% 信頼区間の横棒の長さが長いものと，短いものがある．この違いがわかるか？」

「確かに，たとえば SOUT-OUT Ⅱ研究では左右の幅が非常に短く，Cervinka et al. 研究では幅が広いですね．うーん．わかりました．症例数の多い研究では 95% 信頼区間が小さく，症例数の少ない研究では 95% 信頼区間が広いのです．SOUT-OUT Ⅱ研究は一番症例数が多いんです」

　研修医の一人が，凡太郎や北条先生に負けじと発言します．

「そのとおりだ，見破ったな．症例数が少ない研究は信頼性が乏しく，症例数の多い研究は信頼性が高く証拠能力が高いことを示してるわけだ」

　凡太郎が大声をあげます．

「思い出しました！　打席数の多い打者の打率は信頼性が高く，打席数が少ない打者の打率は当てにならない．だから首位打者を決めるには規定打席数がある，この話ですね！」

「俺の話を本当によく聞いてくれているんだな．覚えていてくれて嬉しいよ！」

　凡太郎が以前の自分の話を理解し覚えていたことで，機嫌をよくする新堂先生です．

143

「このメタアナリシスでは16の研究を統合して解析するわけだが，各々の研究の結果を単純平均しているわけではなく，重み付け平均という方法を用いるわけだ．信頼性が乏しい研究と，症例数が多く信頼性の高い研究を単純平均するということは，それらを平等に扱うということで，信頼性の乏しい研究の比重が重くなり，最終的に得られたメタアナリシスの結果も信頼性が低下してしまうんだ．だから，信頼性の高い研究の結果がメタアナリシスの結果に強く反映されるように計算するのが重み付け平均だ」

「メタアナリシスの結果を示した図のことを forest plot というのはなぜですか？」

　北条先生がたずねます．

「もっともな質問だな．forest plot は，ハザード比1.0の縦線が幹で，各々の研究をプロットしたポイントと95%信頼区間の横棒が枝葉で，全体として樹木のように見えることから名付けられたんだ」

　「俺は何でも知っているんだぞ」と自慢気な表情で語る新堂先生でした．

「最後に，メタアナリシスで一番気をつけるべき重要なことを教えておこう．メタアナリシスで一番むずかしいのは，実はメタアナリシスに加える各々の研究を選び出す作業なんだ」

「確かに，解析者が意図的に一方に偏った結果の研究ばかりを集めればメタアナリシスの結果も思うがままになりますね」

「恣意的に研究を抽出することを避けるために客観的に論文を選び出す作業を，システマティックレビューというんだ．このシステマティックレビューだけでも一つの学問の分野だな．また，メタアナリシスを解析する研究者に恣意性がないことは当然としても，そのほかにむずかしいことがあるんだ．臨床研究が行われ論文化されるときに，新しい治療法について有効な結果は発表されるが，無効な結果は公表されないことがある．メタアナリシスの結果の真実性が，新しい治療法に有効というほうに偏る可能性があるんだ」

「パブリケーションバイアスですね」

　北条先生が弾むように発言します．

「そうだ，本当によく知っているな．出版バイアスともいう．新しい治療法のよい効果ばかりが論文化され，治療効果は見かけ上，実際よりもよくなることがあるんだ」

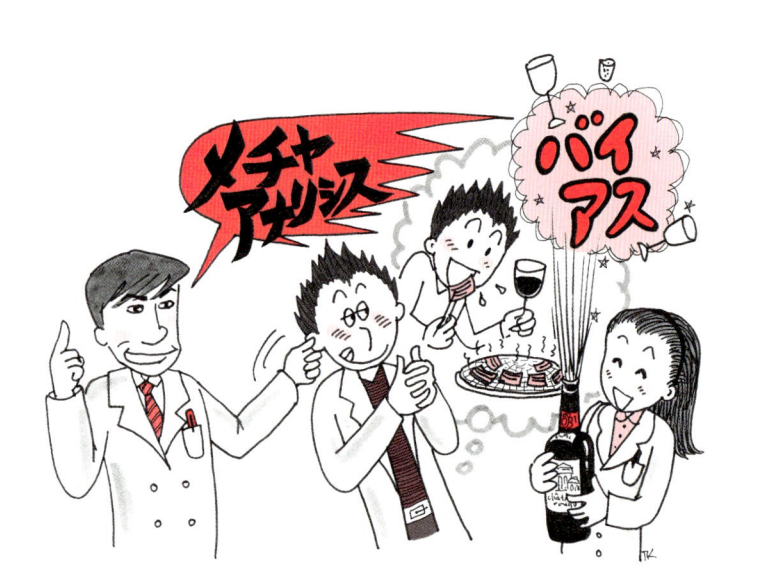

Lesson 14 メタアナリシスはメチャアナリシス？　合わせ技一本から学ぶエビデンスレベル

凡太郎が満面の笑みで発言します.

「わかりました. 昨日のワインがとっても美味しかったのは, 焼肉との合わせ技一本だからではなく, 北条先生が見立てて買ってきたワインだったからですよ. 誰が選んだワインかによって, 評価に偏りが生じることは避けられません. これは何バイアスかな？　ワインを選ぶ人はソムリエだから, ソムリエバイアスと名付けようかな？」

「なるほど, うまいこと言うな. では, そのバイアスの含まれる解析はメタアナリシスではなくて, メチャアナリシスと俺が名付けよう！」

この新堂先生の発言で, 爆笑に包まれるカンファレンス室です.

凡太郎と遙はお似合いのコンビのようですね.

第14回 北条先生の臨床ノート

forest plot

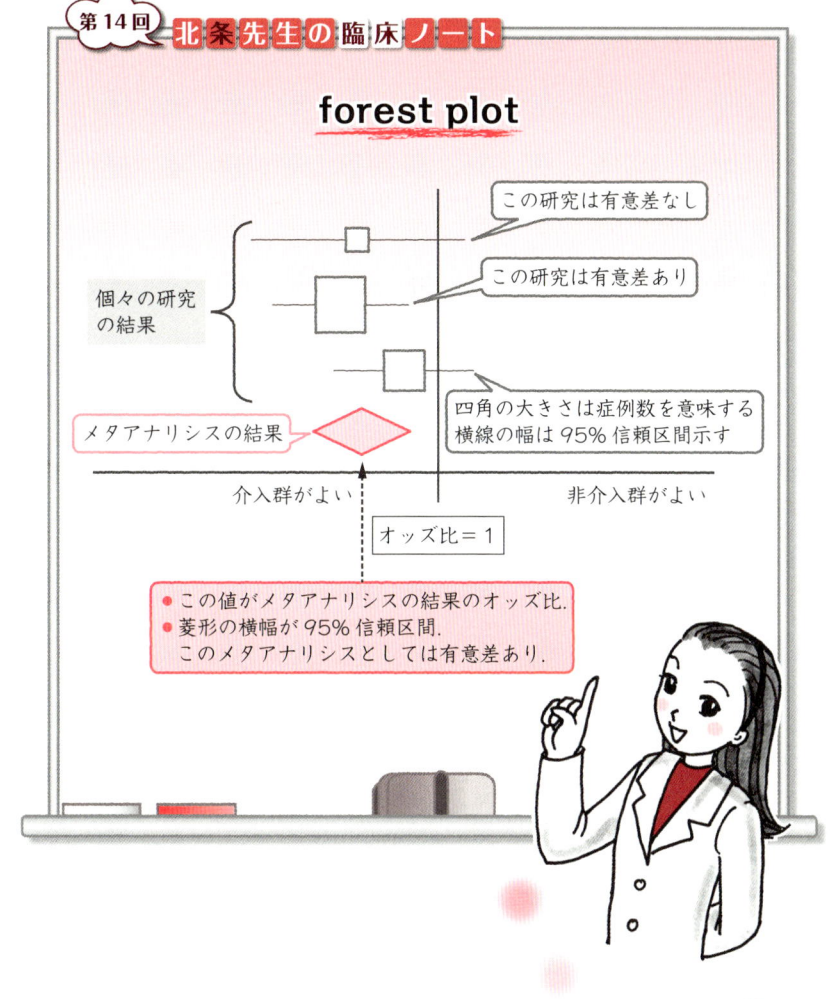

個々の研究の結果

この研究は有意差なし

この研究は有意差あり

四角の大きさは症例数を意味する
横線の幅は95%信頼区間示す

メタアナリシスの結果

介入群がよい　　　　　　　　　　　　　　　非介入群がよい

オッズ比＝1

- この値がメタアナリシスの結果のオッズ比.
- 菱形の横幅が95%信頼区間.
  このメタアナリシスとしては有意差あり.

Lesson 15

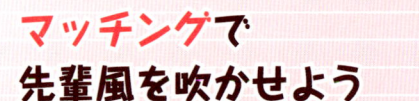

プロペンシティスコア・マッチングで先輩風を吹かせよう

今回のポイント
プロペンシティスコア，
プロペンシティスコア・マッチング法

「おはようございます，多々野先生」

いつも"凡太郎"と皆に呼ばれてきたので，"多々野先生"と呼ばれても凡太郎はピンとこないようです．少し遅れて凡太郎が優しく挨拶を返します．

「おはよう．少しは病院のシステムに慣れたかな？」

1年前には，大学を卒業し医師国家試験に合格したばかりの新米医師として研修を開始しましたが，ついに後輩の医師が登場したのです．2年次研修医となった凡太郎に，新人研修医が朝の挨拶をしたのでした．

「では，朝のカンファレンスを始めるぞ！」

新人研修医を迎え入れ，はりきっている新堂先生です．

「みんな，おはよう．凡太郎が言ったように，新人諸君は病院の生活に少しは慣れたかな？　わからないことがあれば，俺に遠慮なくたずねてくれ．そうそう，俺に聞く前に凡太郎に聞いてみろ，何でも教えてくれるぞ」

後輩の登場したこのチャンスに，凡太郎に先輩としての自覚をもたせて奮起させようと考えている新堂先生でした．

「何でも僕に聞いてください．1年前には自分自身も先輩に何から何まで教えてもらいました．今度は自分が恩返しに教える番ですから」

こう話す多々野凡太郎医師の姿は，新人研修医からみれば立派なたくましい医師に感じられることでしょう．

「そのとおりだな，"教うるは学ぶの半ば"という言葉を知っているか？」

新堂先生の質問に，一番早く返答するのが北条先生です．

「人に学問を教えることは，自分の勉強ともなるという意味だと思います」

「そのとおりだな．2年次の先輩医師は新人にどんどん教えてやってくれ．誰かに何かを教えるということは，自分自身ももう一度勉強することになるからな．先輩が後輩を指導する仕組みを『屋根瓦式の教育システム』というんだ．卒後3年次や2年次の先輩医師に，1年次の新人が加わって教育の連鎖がうまれる．これにスタッフの医師が加わり，病院として強固な診療体制が

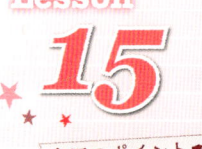

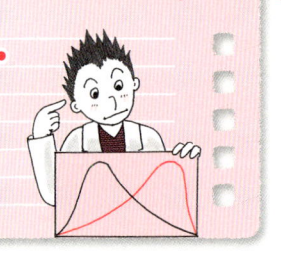

147

できるんだ．頼んだぞ，凡太郎！」

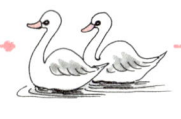

「はい！」

　凛と響く声で返答する凡太郎です．何人もいる2年次の研修医の中で，あえて名前をあげて相談役の代表に指名されたことに，はりきっているようです．

「では，症例のプレゼンテーションを聞かせてもらおうか」

　こうしてカンファレンスが始まり，新人研修医が緊張した様子でプレゼンテーションします．

「症例は65歳の男性です．10日前に風邪をひいて市販の感冒薬を内服するも改善せず．5日前から夜中に呼吸困難が出現してきたそうです」

「"風邪をひいた"というのは患者さんが言った言葉であって，適切な表現ではないね．咳嗽があったのか，発熱があったのか，症状を具体的に言ったほうがいいね」

　凡太郎が後輩に指導します．こうして，症例のプレゼンテーションが続きます．

「3日前からは，夜間に横になって寝るとかえって苦しくなり，一晩中座っていたそうです．そしてピンク色の痰が出るようになり，さらに呼吸困難が強くなり救急車を要請して来院しました．うっ血性心不全の診断で，緊急入院になりました．現在は集中治療室に入室しています」

　新米医師が何とかひととおり話し終えます．

「心不全の患者の血行動態の管理には，Swan-Ganzカテーテルを挿入すると役に立ちますよ．皆さん知ってますか，Swan-Ganzカテーテルのことを．これを内頸静脈から挿入すると，右心系の圧や，心拍出量を測定することができるんです．このデータをもとにきめ細かく管理を行えば，心不全なんてすぐに改善しますよ」

　凡太郎が新人医師に"したり顔"で語りかけます．実際には，自分一人でSwan-Ganzカテーテルを挿入したことはなく，上級医が挿入するアシスタントを2回務め，その後の集中治療室での管理をこれも上級医とともに担当したのが凡太郎のSwan-Ganzカテーテルの経験のすべてなのでした．この薄っぺらな経験をもとに語っていることを，新堂先生はすぐに見抜いたようです．

148

Lesson 15 プロペンシティスコア・マッチングで先輩風を吹かせよう

「凡太郎が頑張ってるのはわかるが，いい加減なことを言ってもらっては困るな．Swan-Ganzカテーテルを入れると心不全患者が早くよく治るのは本当か？」

　新堂先生がつっこみを入れます．

「そうに決まっていますよ．Swan-Ganzカテーテルで血行動態に応じて厳密に管理したほうが，予後は改善するに決まっています」

　この凡太郎の断定的な発言によって，新堂先生のスイッチが入ったようです．耳たぶが急に紅潮してきました．

「なんだと！　決まっているとはなんだ．俺は何でも疑うことが大好きなんだ．実際には逆に，Swan-Ganzカテーテルを入れて管理している心不全患者のほうが死亡率は高いんじゃないかな」

　この新堂先生の意見に，口をとがらせて反論する凡太郎です．

「新堂先生！　それはSwan-Ganzカテーテルを必要とする心不全の患者さんは予後不良因子を多くもつ重症であって，Swan-Ganzカテーテルを用いてもなお死亡率が高いのは当然のように思います．Swan-Ganzカテーテルを用いて管理することの意義を否定することにはならないと思います」

　新堂先生が論すように語ります．

「そのとおりだな．凡太郎の言うとおりだ．まぁ，いきり立つな．確かにSwan-Ganzカテーテルが心不全患者の予後を改善しないというと反論する医師が多いだろうな．では，心不全患者の予後がSwan-Ganzカテーテルを用いて管理することによって改善するかどうかを調べるにはどうすればいいかな」

　どうやら新堂先生が珠玉の話が始まるようです．新人たちが瞳を輝かせています．

「心不全患者を，Swan-Ganzカテーテルを用いて管理する群と，使わない群の2群に分けてランダマイズする研究を行えばよいと思います」

　新人の一人が勇気を出して答えました．

「そのとおりだ．間違ってはいない．しかし，凡太郎が言うようにSwan-Ganzカテーテルは広く認知され一般的な治療に組み入れられている．生命に関わるような心不全患者に全力で治療しようとしている医師が，"くじ引き"で治療方針を決めることに納得してくれるだろうか．ランダマイズ研究

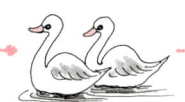

は理論的にはもっとも正しい結論を導くだろうが，その研究を行うには現実的に研究を遂行することが可能かどうかが大きな問題となる」

熱く語る新堂先生です．ここで北条先生が発言します．

「心不全で入院した患者にも，Swan-Ganzカテーテルを用いた人と，そうでない人がいるはずです．その観察データを集めて解析すればわかるのではないですか．けれども，単純にSwan-Ganzカテーテルを用いた人と，そうでない人の予後を比較すれば，Swan-Ganzカテーテルを用いた群の予後が悪いことが予測されます．問題は，両群の患者背景が大きく異なることです．なんとか，この背景因子を揃えて比較することが必要ですよね．うーん，いい方法はないのかしら？　むずかしいわ」

北条先生にもわからないことがあるようです．

「今日はプロペンシティスコア（propensity score）について説明しよう．少しむずかしい話だぞ．これは観察研究のデータから，あたかも擬似的にランダマイズ研究を行ったかのように解析する方法なんだ．正確には，プロペンシティスコア・マッチング法という．北条先生が言うように，Swan-Ganzカテーテルを用いた患者と，用いていない対照患者では，患者背景が大きく異なる可能性が高い．その背景因子を同じくして比較することが必要となるわけだ」

そう言いながら，ホワイトボードに何やら書き始める新堂先生です．

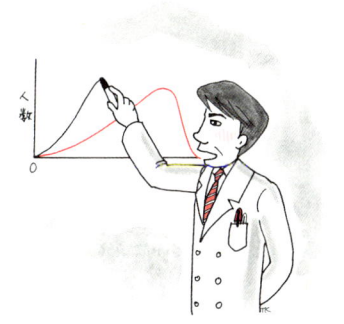

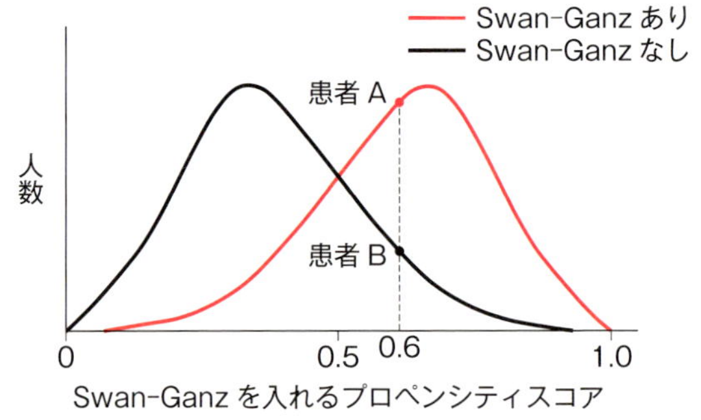

「まず，“プロペンシティ”という言葉の意味は“傾向”ということだ．プロペンシティスコアは『傾向スコア』と訳されることもある．ある治療を行うか否かは，この場合でいえば Swan-Ganz カテーテルを用いるか否かは，医師の判断に依存する部分が大きい．ある患者さんがある医師にかかった場合には Swan-Ganz カテーテルが選択され，同じ患者さんが異なる医師にかかれば，選択されないかもしれない．心不全患者に Swan-Ganz カテーテルを入れるか否かに関与する因子をもとに，個々の患者に Swan-Ganz カテーテルを入れる確率を計算するわけだ．この値をプロペンシティスコアと呼ぶ．これは確率であるから，0 から 1 の間にある数字ということになる．直感的には心不全が重症である患者ほど，プロペンシティスコアが高くなる．たとえば糖尿病と高血圧がある 65 歳男性で，急性心筋梗塞による心原性ショックが原因で心不全となっている患者であれば Swan-Ganz カテーテルを入れる確率が 0.9 と計算され，70 歳女性で糖尿病も高血圧もなく軽度の肺うっ血を示す心不全患者では 0.2 と計算されるといった具合だ．観察対象の全患者についてプロペンシティスコアを算出するんだ．その計算には，多変量解析の一つであるロジスティック回帰解析を用いる．その計算はむずかしいので今日は説明しないが，今日の目標はプロペンシティスコア・マッチング法の概念を理解することだ」

　理解すべきことと現時点では理解できなくてもよいことをこのように区別してくれることは，話を聞く者にとってはありがたいことでした．新堂先生が話を続けます．

「Swan-Ganz カテーテルを入れた患者のプロペンシティスコアは，そうで

ない対照患者よりも全体的に高いことが予測される．その分布している様子を示したのがこのグラフだ．2人の患者のプロペンシティスコアがともに0.6であれば，同じ確率でSwan-Ganzカテーテルを入れることになる．そこで，プロペンシティスコアが同じ0.6であったにもかかわらず，ある患者AはSwan-Ganzカテーテルを入れ，ある患者Bは入れなかった状況が発生する．このような2人をマッチさせる．プロペンシティスコアが同じだが，Swan-Ganzカテーテルを入れた患者と入れなかった患者を次々とマッチさせてペアをつくっていくんだ」

さらに図を描き加えます．

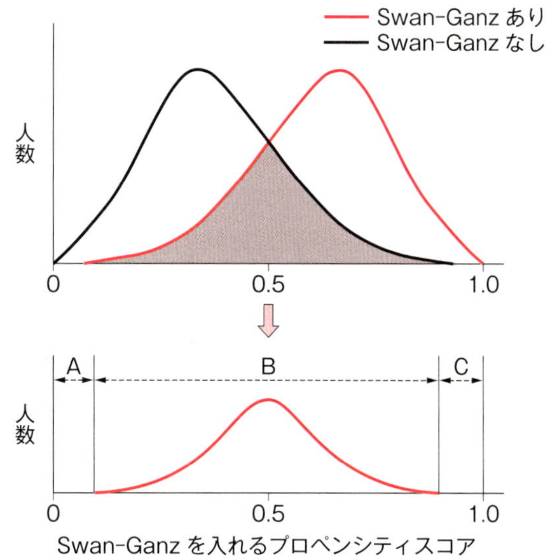

「プロペンシティスコアでマッチングすると，自然と予後因子がSwan-Ganzカテーテルを入れた患者群と入れなかった患者群で一致してくる．すなわち，プロペンシティスコアを用いた研究は，観察であるにもかかわらずランダマイズ研究のようになる．この図に示すようにSwan-Ganzカテーテルを用いたか否かの両群の交わりの部分にいる患者，つまり領域Bの範囲の患者で同じプロペンシティスコア同士の患者をマッチングするわけだ．では，領域Aと領域Cはどのように解釈すればいいかな？」

新堂先生の質問に凡太郎が答えます.

「はい．領域 A の患者は観察研究の対象になった施設での全医師が Swan-Ganz カテーテルが不要と判断する軽症の心不全患者で，領域 C は全医師が Swan-Ganz カテーテルが必要と判断する重症で，個々の医師の裁量や判断に差がなく一致している領域ということだと思います」

凡太郎が見事に答えたので，新堂先生も嬉しいようです.

「そのとおりだ．よくわかっているじゃないか．さすが先輩だな」

そう言うと，新堂先生がカンファレンスに参加した全員に英語の論文をコピーしたものを配布します.

「今みんなに配ったものは，JAMA という米国のレベルの高い医学雑誌に掲載された SUPPORT 研究（JAMA **276**：889-897, 1996）の論文だ．この研究は，ICU に入室した患者に Swan-Ganz カテーテルを挿入して管理したほうが生命予後がよくなるかどうかを検証した観察研究で，プロペンシティスコアを用いた解析法を世の中に知らしめたことで有名な論文だ．私が今説明した方法を用いて解析しているんだ」

凡太郎は英語の論文を一つ読むのに何時間もかかるのですが，北条先生はその場で一気に読み込んでいるのが目線の動きでわかります．「さすがだな」と尊敬の念を抱く凡太郎です.

「この論文の概要を説明しよう．2,184 人の Swan-Ganz カテーテルを入れた患者を，入れなかった 3,551 人の患者と比較している．Swan-Ganz カテーテルを入れた患者のプロペンシティスコアの平均は 0.577 で，入れなかった患者のプロペンシティスコアの平均は 0.253 であった．Swan-Ganz カテーテルを入れた患者を，入れなかった患者の間でプロペンシティスコアを用いて 1,008 組をマッチングさせ合計 2,016 人の患者で比較している．その結果では，Swan-Ganz カテーテルを施行された患者で，入院中の死亡率がオッズ比で 1.39（95%信頼区間：1.15-1.67, p＝0.001）と有意に高かったことを報告している」

呆然とする凡太郎です.

「Swan-Ganz カテーテルを入れた患者のほうが，1.39 倍も死亡率が高いって本当ですか？　驚きです」

「解釈はむずかしいな．Swan-Ganz カテーテルそのものは治療ではなく，

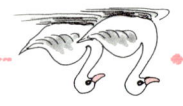

あくまで心不全治療の意思決定の手段であるので，効果を証明することをむずかしくしているといわれている．このような効果を否定する論文があっても，治療法の選択のうえで Swan-Ganz カテーテルが大きな助けとなることを多くの医師は経験的に知っている．だからこそ使用され続けているわけだ．ただ，Swan-Ganz カテーテルは侵襲的な手技でもあり，合併症も有り得ることから，適応はより限定する方向に向かいつつあるのが現状だな．凡太郎が最初に発言したように，軽い気持ちでみんなに行うようなものではないのが Swan-Ganz カテーテルだ」

　新堂先生の発言に大きくうなずく凡太郎でした．
「プロペンシティスコアを用いて解析していけば，もはやランダマイズ研究は必要ないということでしょうか？」

　凡太郎が質問します．
「素晴らしい質問だな．プロペンシティスコアにも弱点がある．マッチングさせる過程で症例数が大きく減るので，症例数が相当多くないと説得力がない．さらに，プロペンシティスコアを計算するために用いる因子が本当に全部揃っているのかどうかも大きな問題だ．測定していない因子については調整できない．プロペンシティスコア・マッチング法を用いてできる限り統計的に調整しても，完全に恣意性を排除することは不可能なので，この点でも，とうていランダマイズ研究にかなうものではない．これは間違いないことだな」

　カンファレンス室にいる研修医一同が大きくうなずきます．さらに質問を続ける凡太郎です．
「では，プロペンシティスコア・マッチング法を解析に用いる一番の利点は何でしょうか？」
「くいついてくるな，凡太郎．これもいい質問だ！」

　後輩の誕生によって，カンファレンスに臨む姿勢にも積極性が生まれてきているようです．
「ランダマイズ研究が素晴らしいことには誰も異論はない．けれども，治療法の選択をランダム化することが倫理的に許されない場合も多い．また，厳密にランダマイズ研究を企画し遂行しようとすれば，大きな研究費用が必要となる．数千人規模のランダマイズ研究には，日本円で億単位の費用がかかる」

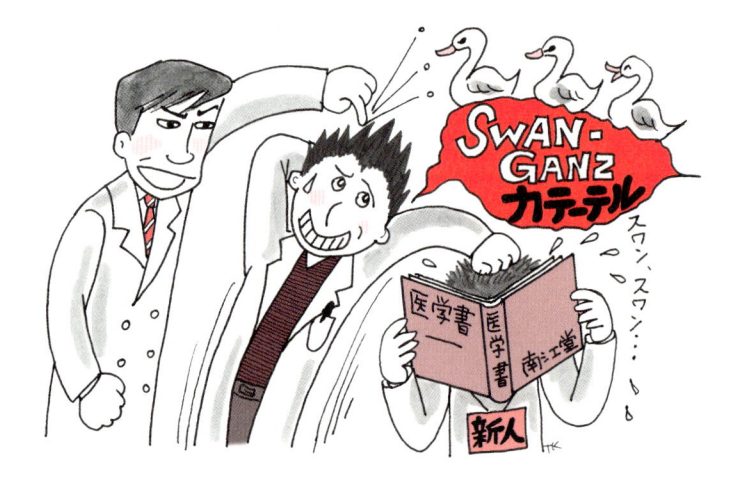

Lesson *15* プロペンシティスコア・マッチングで先輩風を吹かせよう

　この新堂先生の言葉に目を丸くする凡太郎です.

「大きな研究費用といっても，100万円くらいかと思っていました」

「新薬のよさを示す研究には製薬企業も資金提供には前向きだが，積極的な治療にブレーキをかける結果が予測される研究には費用が集まりにくい．医療に関与する企業に研究資金を依存すると，アクセルを踏むような積極的医療を支持する研究結果が増えることになる．その面では，プロペンシティスコアなどを利用して現場の臨床データを解析することは，医療の中立性を保ち，医療行政に役立つデータを得るためにも大切だな．臨床研究と医療に関わる企業との関係については，諸君が今すぐに理解するのはむずしいかもしれない．この問題については，これからも考え続けてくれ」

　真顔で研修医に話し続ける新堂先生です．真摯な態度で話す様子から，新堂先生が何か重要なことを伝えようとしていることが凡太郎にも感じられました．こんなに一生懸命に自分たちに語りかけてくれる新堂先生のもとで研修できることを，幸せに思う凡太郎です.

第15回　北条先生の臨床ノート

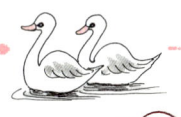

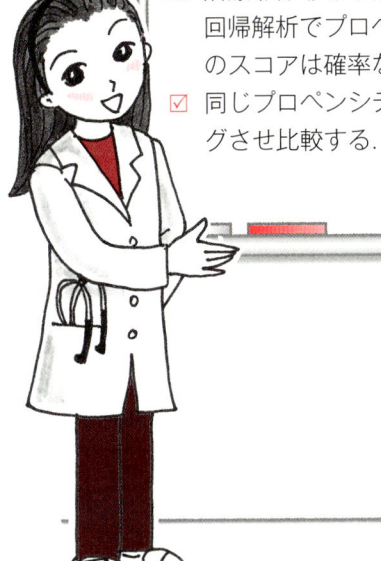

プロペンシティスコア・マッチング

- ☑ 観察研究試験をランダマイズ研究に擬似化することを目指す統計解析手法.
- ☑ ランダマイズ研究でなければ，完全に患者選択バイアスを排除することは不可能.
- ☑ 治療(介入)あり群を1，なし群を0として，ロジスティック回帰解析でプロペンシティスコア（傾向スコア）を算出，このスコアは確率なので0から1の間の数値となる.
- ☑ 同じプロペンシティスコアの患者同士をペアにしてマッチングさせ比較する.

Lesson 16

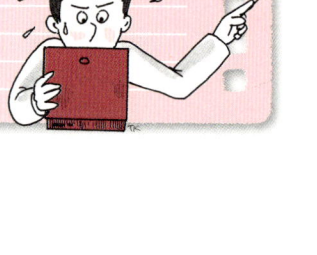

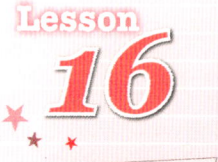

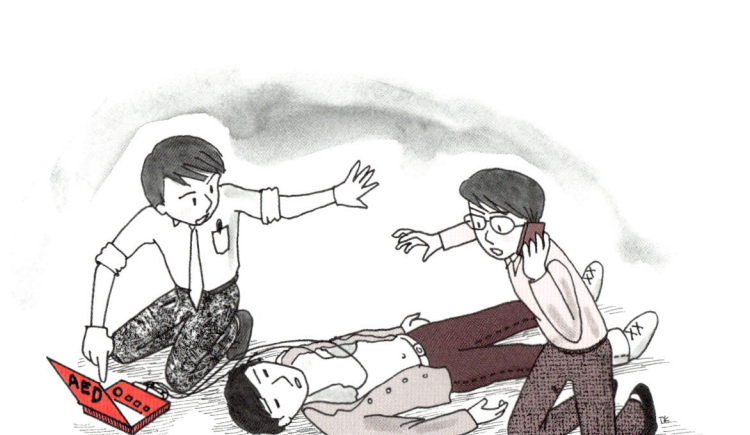

凡太郎，学会発表デビューの巻

今回のポイント
プレゼンテーション

「おはようございます！」

　凡太郎が皆に元気に挨拶をします．

「では，朝のカンファレンスを開始するぞ．2ヵ月ほど前に不整脈で突然死寸前から救命に成功した症例を担当していのは誰だったかな？」

　新堂先生がたずねます．

「はい，新堂先生がおたずねの症例は，自分が循環器内科の指導医の先輩と一緒に担当した患者さんだと思います」

　凡太郎が答えます．研修を開始し1年をすぎて受け答えもスムーズになってきています．

「もう一度，その症例を簡単に皆にプレゼンテーションしてもらえないかな，多々野先生」

　珍しく凡太郎と呼ばずに苗字で声をかけます．これも凡太郎を一人前扱いしようという新堂先生の意識の表れかもしれません．

157

「はい，症例は 37 歳男性です．職場で同僚と昼食後の雑談中に突然の意識消失をきたしました．そして，さらに心肺停止に至りました．一人の同僚が 119 番通報し，別の同僚が AED を用いて蘇生に成功しました．まもなく救急隊が到着し当院に搬送となり……」

凡太郎のプレゼンが続きます．経過や所見については記録を見直さなくてもソラでいえるほど印象に残る患者さんであったのです.

「この患者さんにはご本人の了解を得て，不整脈の遺伝子解析を依頼していたんだ．遺伝子解析は当院のような市中病院ではできないので，その分野の専門家の所属する大学病院のラボで解析してもらった．その結果について昨日連絡があり，不整脈に関係するナトリウムチャネルをコードする遺伝子に，過去に報告されたことのない新規のタイプの SNP（スニップ）があることが判明したんだ」

凡太郎がポカンと聞いていることに気付いた新堂先生です.

「スニップとは何だ？　凡太郎」

多々野先生から，いつもの凡太郎にたちまち逆戻りです.

「わかりません．自分は"**スキップ**"してください」

「知らないだろと思っていたが，駄洒落を言うとは最悪だな．こういうことは北条先生にたずねよう」

「はい，遺伝情報は DNA の塩基配列によって書かれていますが，その塩基配列が 1 つの塩基だけ異なることを SNP（スニップ：single nucleotide polymorphism，一塩基多型）といいます．遺伝子領域にある SNP は，コードする蛋白質の機能に違いを生み出し，疾患の原因になることがあります」

「さすが北条先生だな．そのとおりだ．今日カンファレンスでこの話をしたのは，是非とも学会で症例報告の発表をしてほしいと考えているんだ．凡太郎，頑張ってみないか！」

「自分が学会発表ですか．しかし，スニップのことも今初めて聞いたのにできるでしょうか？　何よりも自分は学会発表なんてしたことがありません」

「私も応援しよう．それに遺伝子解析を実施してくれた大学の教官からも"サポートするから若手医師に症例報告してもらってはどうか"と声をかけられているんだ」

「はい，頑張ってみます！」

自信はありませんでしたが，ここまで言われれば断れないのが凡太郎です．

「凡太郎，珍しい症例を経験したときに学会報告すべき理由は何だと思うかな？」

　新堂先生が質問します．当面は"多々野先生"と呼ばれることはないようです．

「症例の情報を皆で共有することによって疾患への理解が深まり，治療法の確立につながることが期待されるのではないでしょうか」

　なんとか答える凡太郎です．

「そのとおりだな．症例発表の場合にはその意見で正解だ．研究発表の場合には，発表者の提案する仮説を皆に理解してもらい，実験結果や研究結果の意義を認めてもらうことが学会発表する理由だな」

　ここで新堂先生が凡太郎に諭すように話します．

「凡太郎は人生で初めての学会発表になる．私はこれまで若手医師の発表を指導する中で気付いたことがあるんだ．それは発表することで発表者自身が成長するということだ．今回であれば凡太郎はスニップについて徹底的に勉強する必要があるだろう．疾患について知識が深まることはもちろんだが，さらに聴衆に理解してもらうにはどうすればよいかを真剣に考えるチャンスになる．頑張ってくれ」

★　★　★　★　★　★　★　★　★　★

「今日は発表の予行演習だったな．凡太郎，準備はできているな」

　発表本番の10日前です．あらかじめ，この日に発表の予行演習を行うことが決められていました．スライドを，ここ何日か不眠不休の作業で作り上げました．スライド作成ソフトのパワーポイントの使い方から勉強しなければならなかったので，寝る暇がなかったのです．それでも予行演習になんとか間に合ったのは北条先生のサポートがあったからでした．

「ではタイムキーパーを北条先生にお願いしよう．発表に許された時間は何分間だったかな，凡太郎」

「はい，発表が8分間，討論が4分間で1演題で計12分間です」

「よし開始してくれ．北条先生，時間の計測をお願いします」

「症例は37歳男性，主訴は……」

型どおりに症例の発表が始まりました．しかし，問題なのは明らかで，最初の4枚のスライドの説明だけで5分以上かかりました．さらに20枚もスライドが残っています．絶対に8分で終わりそうにありません．話しながら汗が噴き出てくるのがわかります．最後のほうは頭の中が真っ白になって何をしゃべっているのか自分でわからないほどでした．

「何分だ？　北条先生」

「17分です」

　発表者ではないのに，泣き入りそうな声で答える北条先生です．

「8分間の2倍以上とは，全然ダメだな，凡太郎」

　予行演習を終えた凡太郎に，ダメだし宣言を下す新堂先生です．

「凡太郎が一生懸命に準備したことだけはよくわかったが，内容については
まったく伝わってこない．何を伝えようと意図しているのか不明だ．やはり

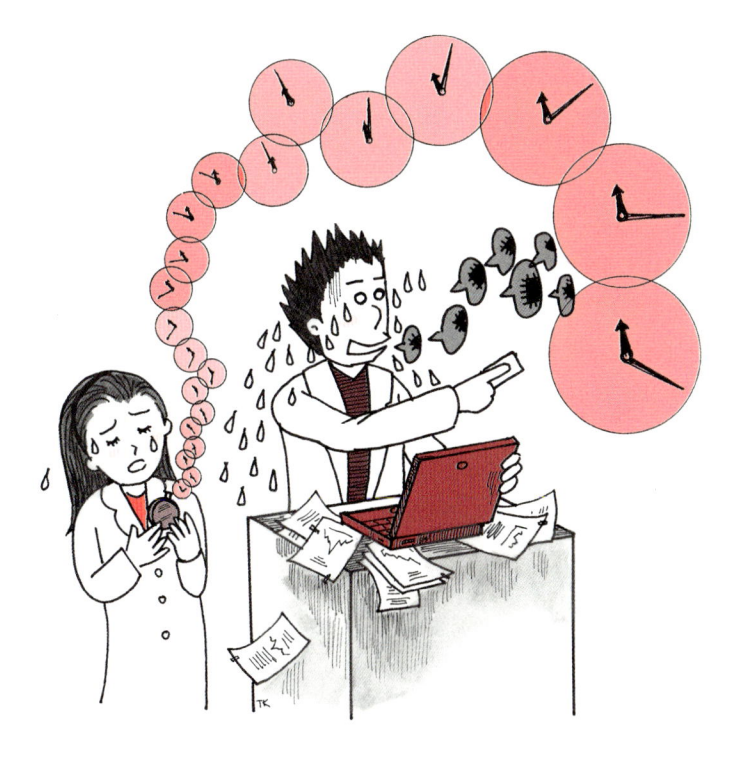

予行演習をしてよかった」

　新堂先生が，興奮して怒り出すのかと思った研修医たちですが，ニコニコしながら噛んで含めるように話します．

「発表の初心者が陥りやすい失敗は，調べたこと，勉強したことを全部伝えようとすることだ．自分が勉強したことを褒めてもらいたいんだな．発表では，伝えたいことに優先順位をつけて，絞り込むことが大切だ．この症例であればスニップと不整脈の関係だな．スニップ以外にも凡太郎が一生懸命に調べ勉強したことは理解できるが，何から何まで伝えよう，議論しようとするほど，焦点のぼやけた発表になっていくんだ．潔いくらいに論点を研ぎ澄ました発表ほどよい発表になるんだ」

　さらに凡太郎の予行演習について，注意点を指摘する新堂先生です．

「発表に許された時間を厳守することは何よりも大切で，また最低限のマナーだ．素晴らしいプレゼンテーションを行うためは，何度も発表練習を繰り返すことが大切だ．他の人に何度も聴いてもらうんだ．できれば発表が上手な先輩に聴いてもらうといいな．優れた発表ができる人は，改善すべき点を見抜く能力も高いからな．それと発表原稿は必ず作成すべきだ．今日の凡太郎はつくっていなかったな．これは発表時間を守るためにも大切な準備だ．しかし，本番の発表では原稿は読まずに自分の言葉でしゃべるんだ．発表原稿と一言一句違ってはいけないというわけではない．そして，大きな声でゆっくり話すことが基本だ．聴衆に理解してもらえなければ意味がないからな．わかったか，凡太郎」

　あまりに多くのことを一度に言われて，落ちこんでいる凡太郎でした．

「ついでにスライドについても，改善すべき点を指摘しておこう」

　ここまで言われるとムッとするのではなく，徹底的に指導してくれることをありがたく感じます．

「スライドの枚数が多すぎるだけでなく，文字が小さくてダメだな．スライド全面に細かい文字で文章がいっぱいだと，聴衆は逃げ出したくなる．スライドの文字は会場の最後列の人でも読める大きな文字を使うべきだ．読めないような小さな文字は書いていないとの同じではなく，逆に害がある．スライドの枚数は昔からいわれるように1分間で1枚が目安だ．パワーポイントなどのコンピュータでの発表が通常になり，少し多めでも上手く発表する上級

者もいるが，今でも役に立つ目安だな」

　そう言って，ホワイトボードに何やら書き出す新堂先生です.

症例発表のスライドの流れ

- ●スライド１：タイトル，発表者，発表日
  ☞タイトルは，症例のポイントを明示すること

- ●スライド２～３：症例の提示
  ☞主訴，現病歴，既往歴，家族歴，生活歴，身体所見など

- ●スライド４：基本的な検査所見
  ☞血液検査，心電図，胸部Ｘ線，心エコーなど

- ●スライド５：特殊検査所見
  ☞CT，MRI，心臓核医学検査，心臓カテーテル検査，病理所見など

- ●スライド６：治療の検査
  ☞必要なもの・不要なものを判断して，過不足なく簡潔に

- ●スライド７～８：考察
  ☞ポイントを１つないし２つに絞る．必ず論文を１つは引用しながら考察を展開し，結語を導く

- ●スライド９：結語（簡潔に）

「これは症例発表のスライドの基本的な構成を示したものだ．枚数などは，このとおりでなくともいいし，メリハリをつけて工夫してもらえばいい．しかし，この基本は押さえてほしいな」

　新堂先生の意見を聞いて，穴があったら入りたくなる気持ちの凡太郎でした．凡太郎のスライドは24枚もあり，スライドすべてが小さな文字で充満していたからです.

「そうそう，今回の凡太郎は症例発表だが，学会発表の王道は研究発表だな．何年間もの時間を費やして行った大規模な研究を15分程度の時間で発表し，その評価に研究者人生を問いかけねばならない場面もあるんだ．その緊張感を想像してみろ，凡太郎」

「では，３日後にもう一度予行演習をするぞ」

　新堂先生が宣言します．リベンジを誓う凡太郎には，さらに不眠不休が続

Lesson 16 凡太郎，学会発表デビューの巻

いた 3 日間でした．

「では開始してくれ」
「何分だ？　北条先生」
「8 分 30 秒です」
「かなりよくなったが，まだダメだ．1 回や 2 回の手直しで完成と思ったら大間違いだ．何度も何度も繰り返すんだ．本番の直前まで少しでもよい発表になるように工夫を続けるんだ．凡太郎のエラいところは俺がダメだしをしても落ち込まないところだな．少し注意するだけで立ち直れないくらいにダメージを感じるやつもいるのが困るんだ」

　少しは自分も落ち込んでますよ，と言いたくなる凡太郎でした．

　そして，いよいよ発表の本番です．
「凡太郎，練習のときと同じように発表すれば大丈夫だからな．昨日の最後の予行演習は，なかなかよかったぞ」

　そう言って，凡太郎の背中をポンと叩く新堂先生です．

　パチパチパチ……!!
　凡太郎の発表に会場から拍手が起こります．会場からの質問にも問題なく対応し，無事に発表を終えた凡太郎でした．時間もピッタリ枠内です．
「なかなかよかったぞ．発表のために名前を呼ばれて演題に立ったときに，会場の聴衆に向かってにっこり笑いかけたのは大先生の風格だった．多々野先生は大人物だな」

　とにかく褒められると嬉しい凡太郎でした．発表を評価してか，凡太郎ではなく苗字で呼ばれています．言いようのない達成感に満たされています．会場の片隅で凡太郎の発表を聴いていた北条先生も達成感を共有しているようです．

★ ★ ★ ★ ★ ★ ★ ★ ★ ★

　学会翌日の朝のカンファレンスです．
「発表ごくろうさま．なかなかよかったぞ．遺伝子解析をしてくれた先生も会

163

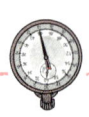

場に聴講にきていて，凡太郎を褒めてくれたので私も鼻が高かったよ」

　新堂先生が褒めることは滅多にないので，飛び上がるほど嬉しい凡太郎でした．

「多々野先生，次にすべきことは何だと思うかな？」

「そうですね．発表も無事にお褒めいただきましたし，今日は自分へのご褒美に焼肉を食べることが今後すべきことでしょうか．ビールも欠かせませんね」

「凡太郎，お前は褒めるとダメになるタイプの人間だな．正解は，発表した内容を症例報告論文として文章化することだ．発表は，時間が立てば忘れ去られていく．論文化して初めて目的である患者さんのための治療法の開発につながっていくんだ」

　発表だけで燃え尽きそうになっている凡太郎には，この論文化の話は荷が重すぎて，泣きが入ることを想像していた新堂先生です．

「頑張ってみます！　どこからどうしてよいかもわかりませんが，とにかく取り組んでみます．ご指導をお願いいたします．ただ，そのためには栄養補給が必要です．論文化のためにも今晩は焼肉ですね！」

　カンファレンス室は笑いに包まれます．今晩は特上ロースの焼肉と冷えたビールをおごってやろうと思う新堂先生でした．

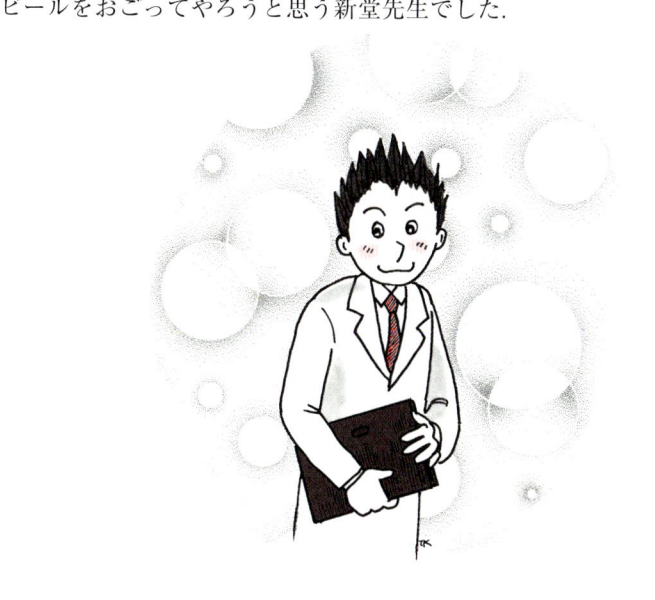

164

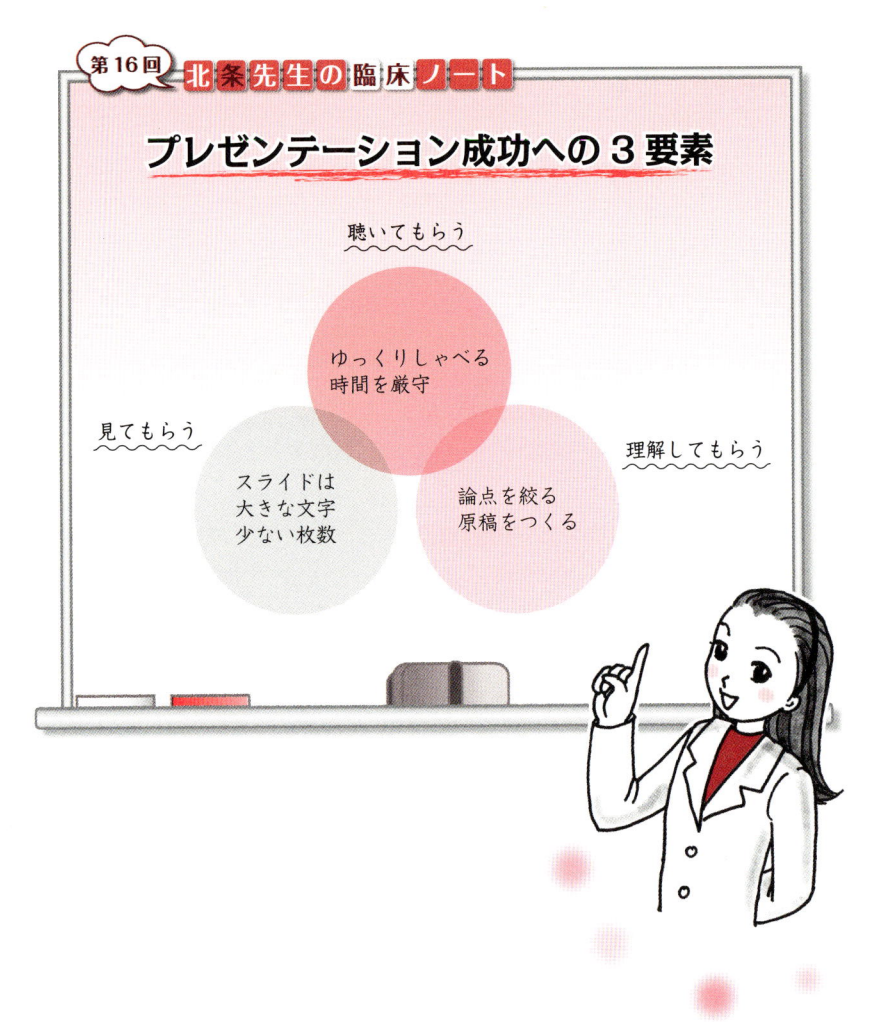

Lesson 16 凡太郎，学会発表デビューの巻

第16回 北条先生の臨床ノート

プレゼンテーション成功への3要素

聴いてもらう

ゆっくりしゃべる
時間を厳守

見てもらう

スライドは
大きな文字
少ない枚数

論点を絞る
原稿をつくる

理解してもらう

MEMO

Lesson 17

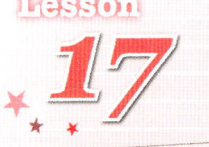

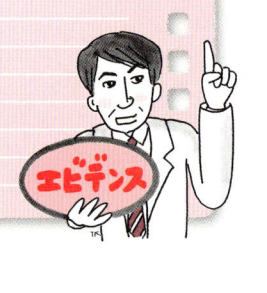

天から降ってくるものは何か?

今回のポイント

研究デザイン，エビデンス構築

「今日も雨かぁ．もう嫌になっちゃいますよ」

凡太郎が，カンファレンス室の窓から外を眺めながらぼやきます．前線の通過に伴い，週末から月曜日になっても雨模様の天候が続いていたからです．

「あら，私は雨の日も嫌いじゃないわ」

北条先生が違った意見を述べます．

「そうかなぁ．外で思いっきりスポーツを楽しめないし，ジメジメしていていいことが全然ないよ．洗濯もできないから着たきり雀ですよ」

「そうね，だったら何もしない！　思いっきり何もしない！　と決めて，読書したり映画の DVD を観たり，雨の休日の楽しみ方を提案するわ．一人の時間を楽しむのも素敵なのよ」

北条先生はロマンチストのようです．

「天から降ってくるのが雨粒ではなく，飴玉だったら楽しいだろうな」

小学生でも言わないような幼稚な願いを言う凡太郎です．

そこに新堂先生が大声で割って入ります．

「そのとおりだ．天からは降ってこない．これが真実だ」

なぜかしら新堂先生の耳たぶが紅潮しています．この雨談義のどこにスイッチの入る要素があったのかは不明ですが，突然にヒートアップする新堂先生です．珠玉の話が始まるのを察知した研修医たちが，新堂先生を囲むように集まってきています．

「そうだ．降ってこないのはエビデンスだ．間違っても天から降ってこない．それでは確認するが EBM とはなんだ」

先輩になった凡太郎ではなく，新人の研修医に質問します．

「EBM とは，evidence-based medicine の頭文字をとったものです．『根拠に基づく医療』という意味です．現在利用可能なもっとも信頼できるエビデンスをもとに，目の前の患者さんに最善の治療を行うという意味です」

「そのとおり．よく勉強してますね」

167

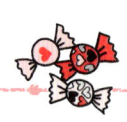

緊張感をもって答える後輩を温かく見守り，応援の言葉をかける凡太郎です．

「では凡太郎．そのエビデンスはどこからやってくるんだ」

新堂先生が凡太郎に質問します．

「これまでの臨床研究の結果の蓄積から導かれたものがエビデンスだと思います」

そう答える凡太郎に，ニヤリと眼を輝かせ再度質問する新堂先生です．

「そのエビデンスは天から降ってきたのかな？」

「いいえ．過去に偉い先生たちが研究を行ってエビデンスが積み上げられてきたんだと思います」

そこまで反論して，新堂先生が言いたいことに気付いた凡太郎です．

「わかりました．他人が作成したエビデンスに従うだけでなく，みずからもエビデンスをつくりあげろ，と言いたいのですね」

「そのとおりだ，凡太郎．ようやく俺との会話も阿吽の呼吸で成り立つようになったな」

言葉を続ける新堂先生です．

「他人のつくったエビデンスに従ってみずからの医療を行うだけでなく，みずからもエビデンスの構築に寄与してみたいと思わないか．それに現在の医学でエビデンスとして扱われている事柄は，欧米人から得られたデータをもとにしたものがほとんどだ．その欧米人のエビデンスを，日本人の診療にそのまま適用することについては疑問が投げかけられているんだ」

「確かに，体格や食習慣も異なるわね」

北条先生が大きくうなずきます．

「EBM のもとになるエビデンスの構築に貢献できれば，素晴らしいことだと思います」

凡太郎も声を弾ませて賛同します．

「実際に目の前の患者さんにある疑問点を解決しようとエビデンスを探しても，見つからないことも多い．エビデンスがいまだ存在しないことは意外に多いものだ．もしもその疑問が臨床上重要なテーマで，倫理上の問題がなく，資金的・人員的に実際に行える規模の研究であれば，臨床研究として掘り下げることができる．エビデンスは利用するだけでなく，日常臨床の疑問から

みずからエビデンスをつくりあげていこうとする姿勢そのものが，EBM 実践の中では重要なんだ」

　熱く語り続ける新堂先生です．

「今では当たり前に実践されている治療法も，一昔前まではエビデンスではなく未知のことであったはずだ．"自分の臨床判断は正しいのか？""あの病態に影響を与えている因子は何だろう？"このような疑問こそが臨床研究の始まりだな．皆が臨床の現場で抱えている疑問も丁寧に研究すれば，きっと将来の医療を支えるエビデンスになる違いない」

　そう言いながら，ホワイトボードに何やら書き始める新堂先生でした．

臨床研究のステップ

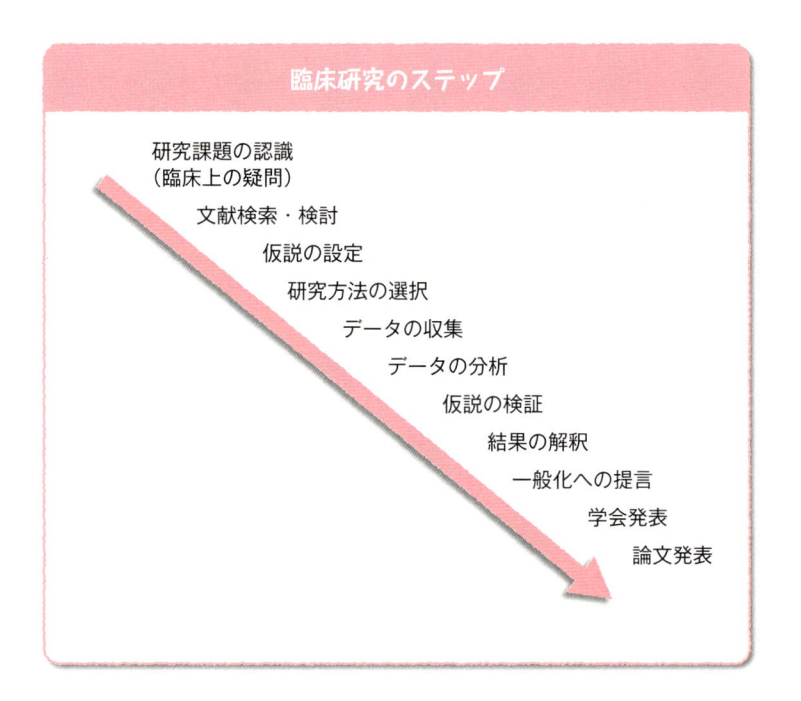

研究課題の認識
（臨床上の疑問）
　文献検索・検討
　　仮説の設定
　　　研究方法の選択
　　　　データの収集
　　　　　データの分析
　　　　　　仮説の検証
　　　　　　　結果の解釈
　　　　　　　　一般化への提言
　　　　　　　　　学会発表
　　　　　　　　　　論文発表

「これは臨床研究のステップを示したものだ．この各ステップを確実に進めて，初めてエビデンスと呼ぶに相応しい結果が得られるのだ」

　このステップの記述を見て，目を丸くする凡太郎です．

「こんなにたくさんの段階があるなんて夢にも思いませんでした．過去のカルテをちょっと調べて，新堂先生お得意の統計でチョコチョコッと計算すれ

ば大丈夫と思っていました」

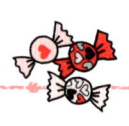

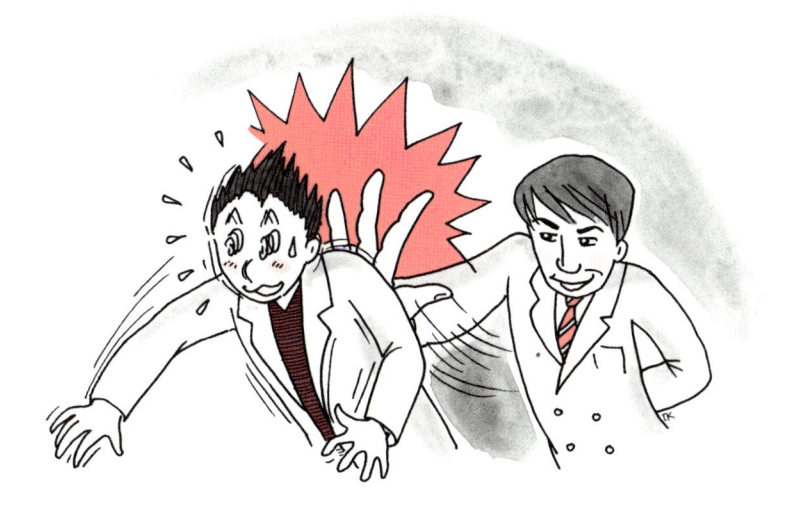

ゴツン！！

凡太郎の頭に新堂先生のゲンコツが落ちました．飴玉ではなくゲンコツが降ってきたのです．古典的体育会系の新堂先生には，体罰不要論は通じないようです．

「痛っ！　何かいけないことを言いましたか?!」

凡太郎がびっくりして声をあげます．

「言ったとも！　研究のステップで一番大切なことは，データを集め解析する前に研究のデザインを十分に考えることだ．どのような患者さんを対象にして，どのような情報を収集するか．何人分の患者さんのデータが必要なのか．どのような統計方法を用いて解析するか．これらを前もって決めておく必要があるんだ．そのうえでデータを収集することになる．いい加減にデータを集めてから，適当に解析するなんてことを言うようなやつは殴られて当然だな」

エッヘンと言わんばかりに，反り返って演説する新堂先生です．頭をおさえながら，とにかく臨床研究では研究計画が大切だということが理解できた凡太郎でした．

「臨床研究を行うには，詳細な研究計画書を作成する必要がある．そこには研究の概要や目的だけではなく，研究の倫理的事項として遵守する法令や倫理指針についても記載しなければならない．また，被験者に説明する方法，同意を取得する方法，個人情報の保護なども大切な点だ．さらには，研究の資金源やそれに係る利益相反について説明しなければならない．この倫理面と資金の透明性については，今後重要性が一層高まるだろう」

　そう言いながら，新堂先生はまたホワイトボードに書き始めます．

研究発表のスライドの流れ

- ●タイトル，発表者，発表日

- ●背景（background）
  ☞問題点，不明な点を紹介して，なぜこの研究が必要であったのかを提示

- ●目的（purpose）
  ☞本研究で検討する仮説を明確化

- ●方法（methods）
  ☞研究がどのように企画され実施されたかを記述

- ●統計（statistical methods）
  ☞使用した統計法を説明

- ●結果（results）
  ☞一目瞭然でわかりやすい図や表で聴衆にアピール

- ●議論（discussion）
  ☞先行研究と比較し，その違いや独自の新しい知見について言及
  ☞仮説に基づく検証を行い，支持されたか棄却されたかを述べる

- ●結論（conclusion）
  ☞結論は研究の結果から導かれる内容に留めること

「凡太郎には今すぐに一人で臨床研究を行うことは無理だな．といっても凡太郎がわるいわけではない．臨床研究は医師だけで行うものではなく，統計の専門家，臨床疫学の専門家，研究のデータ収集などのアシストをしてくれるコーディネーターなど多くの職種が集まって行うものなんだ．凡太郎の言

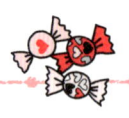

うように，チョコチョコッとできるものではない．これは，臨床研究の結果
を学会で発表する場合のスライドの基本的な流れを示したものだ．いつの日
か凡太郎が素晴らしい研究結果を学会の大会場で発表するのを楽しみにして
いるぞ．そして日本から世界に向かってエビデンスを発信してくれ！」

　そう言って凡太郎の背中を，"バン！"と大きく叩く新堂先生でした．その
衝撃は相当で，先ほどのゲンコツの何倍も痛かったのですが，また同時に
温かくも感じる凡太郎でした．

　こうして研修はすぎていくのでした．新堂先生の指導を受け凡太郎は大き
く成長しているようです．今後，さらに何を学んでいくのでしょうか．カ
ンファレンス室を出て病棟に向かう凡太郎の背中を温かく見守る新堂先生
でした．さらに，その新堂先生の後ろから，凡太郎を優しい眼差しで見つ
める北条先生です．

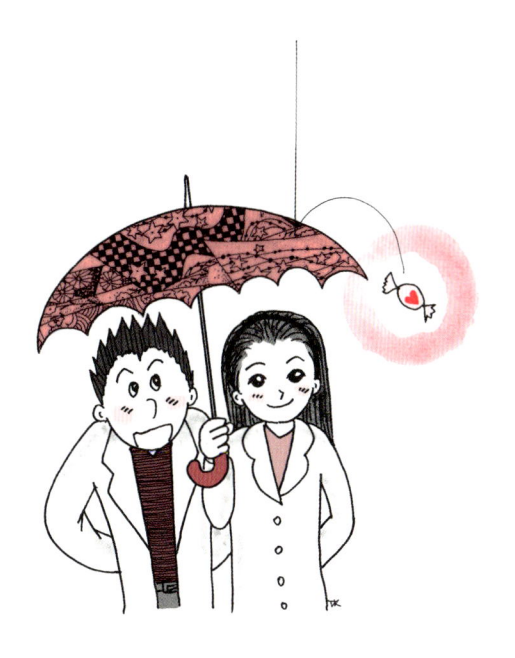

エピローグ

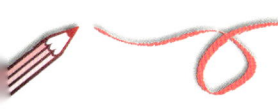

「あなた，お帰りなさい．お疲れさまでした」

「ただいま，遙」

　凡太郎が医科大学での講義を終えて家に帰りつきました．今日は彼の担当する「臨床研究を理解するための医療統計学講座」の最終回の講義が終了し，達成感に包まれての帰宅です．仕事で疲れた凡太郎を迎えるのは，妻の遙です．そうです，同時期に医師としてのキャリアをスタートさせ，そして一緒に新堂先生に教えを受けた多々野凡太郎と北条遙の 2 人は，その後結婚するに至ったのでした．その媒酌人はもちろん新堂先生にお願いしました．

「お父さん，お帰りなさい．お疲れさまでした」

　小学校 2 年生になる娘が，仕事を終えて帰宅した父親に迎えの挨拶をします．まるで母親を見習うように同じ口調です．この娘の声を聞くと，すべての疲れも吹っ飛び，夢心地といってよいほどの上機嫌になる凡太郎でした．

「お父さん，お帰り」

　小学校 4 年生の息子も挨拶をします．

「今日は，お父さんが桃を買ってきたぞ．あとで冷やして食べよう」

「わーい！　桃だ，桃だ！」

　土産を買ってきた凡太郎に子供たちは大喜びです．美味しそうな桃を見つけると買わずにはいられない凡太郎なのでした．お父さんに似て，子供たちも桃が大好きです．

「お父さんは本当に桃が大好きなんだね．たまには他の果物も買ってきてね！」

　息子が桃を食べながら話します．

「桃のことを英語でなんていうか知ってるか？」

　凡太郎がたずねます．

「うーん，ピーチでしょ．僕，ちゃんと知っているんだよ」

173

「大正解ね」

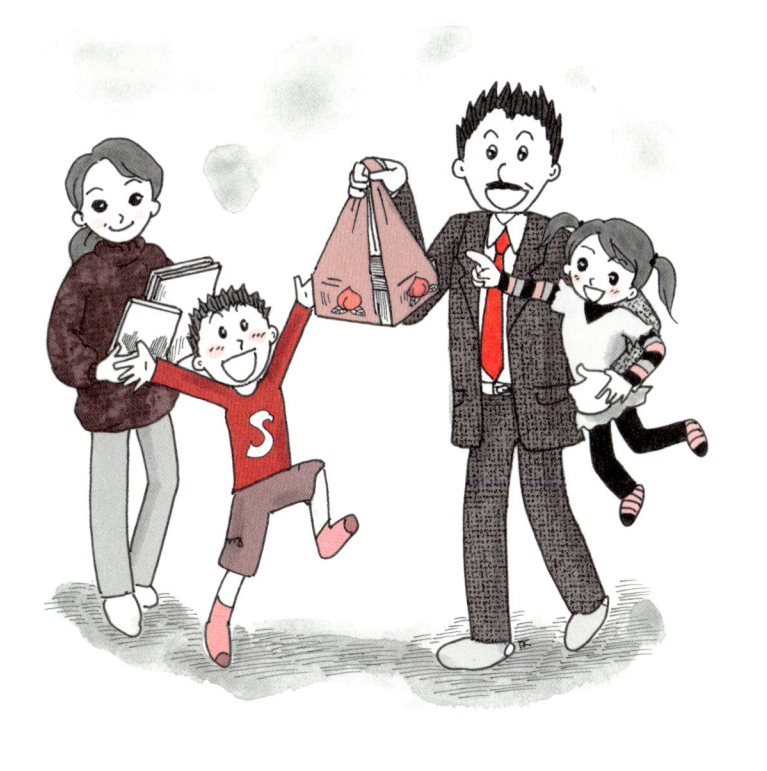

遙が褒めるように言います.

「お父さんは，桃は大好きだが，ピーチは嫌いだ．桃のピーチではなくp値が嫌いなんだ」

今でも新堂先生の口調をまねて駄洒落を飛ばす凡太郎です．当然ながら子供たちにはまったく反応してもらえません.

「なにがp値は嫌いだ，ですか．そのp値を今では仕事にしているくせに．桃を見ればp値としか言えないのね，凡太郎さんは．そんなこと言っていると子供に嫌われちゃうわよ」

遙が笑いながら話します．帰宅してから子供たちがベッドについて眠るまでの時間，このような他愛もない事柄を会話することが凡太郎の至福の時間でした.

エピローグ

　子供たちが寝ついてから，凡太郎と遙がナイトキャップに少しお酒を飲み
ながら2人で話します．
「今日は大学で，『臨床研究を理解するための医療統計学講座』の講義の最終
回だったんだ」
　凡太郎が話しかけます．
「統計について，新堂先生が語りかけるように解説するストーリーの講義ね」
　遙が答えます．
「遙も新堂先生のことよく覚えているだろう？」
「もちろんよ」
「新堂先生は，今も元気にいくつかの病院で若手医師の指導を手伝っている
らしいよ．もう一度，自分自身が新堂先生の話を聞きたいなぁ」
　　新堂先生との出会いが，凡太郎にとって統計学をライフワークとする出発
　　点であり，凡太郎と遙を結びつける鍵でした．統計や臨床研究について真
　　摯に学問を続ける凡太郎に，遙が惹かれていったのです．凡太郎が遙に対
　　してではなく，逆に遙が凡太郎に恋心を募らせたのが世の中の面白いとこ
　　ろです．新堂先生との出会いがなければ，凡太郎が今幸せと感じることの
　　すべてが存在していなかったはずです．
「ドジってばかりで何もできなかった自分が今あるのは，本当に先生のおか
げだよ．俺は本当にドジだからなぁ」

「新堂先生，ありがとうございます」
　　心の中で感謝の念を繰り返しながら，まどろみに落ちる凡太郎でした．も
　　う誰も凡太郎のことをドジと呼ぶことはありません．おしまい．

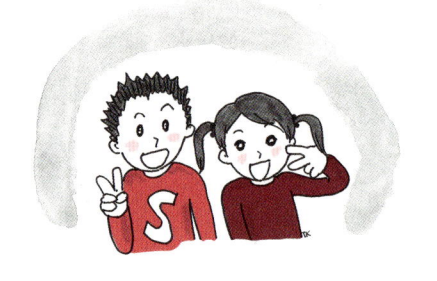

参考文献

1) 今西二郎ほか（訳）:『EBM がわかる─臨床医学論文の読み方』, 改訂第 2 版, A5 判, 266 頁, 金芳堂, 京都, 2004 年
2) 斉尾武郎（監訳）:『EBM の道具箱』, A5 判, 87 頁, 中山書店, 東京, 2002 年
3) 折笠秀樹（監訳）:『臨床研究を正しく評価するには─Dr. ファーバーグが教える 26 のポイント』, A5 判, 168 頁, ライフサイエンス出版, 東京, 2013 年
4) 山崎　力（著）:『ドキドキワクワク論文☆吟味。医学統計ライブスタイル』, A5 判, 153 頁, SCICUS, 東京, 2009 年
5) 秋山　徹（監）:『バイオ実験に絶対使える統計の基本 Q & A─論文が書ける読めるデータが見える！』, B5 判, 254 頁, 羊土社, 東京, 2012 年
6) 渡部欣忍（著）:『あなたのプレゼン　誰も聞いてませんよ！─シンプルに伝える魔法のテクニック』, A5 判, 226 頁, 南江堂, 東京, 2014 年
7) 奥田千恵子（訳）:『たったこれだけ！統計学』, A5 判, 120 頁, 金芳堂, 京都, 2009 年
8) 野村英樹ほか（著）:『臨床医による臨床医のための本当はやさしい臨床統計─一流論文に使われる統計手法はこれだ！』, A5 判, 174 頁, 中山書店, 東京, 2005 年

索引

太字は「北条先生の臨床ノート」のページを示す

和文

あ
αエラー　38, **41**

い
一塩基多型（SNP，スニップ）　158
医療行政　155
因果関係　85
陰性　45
　偽の――　45
　真の――　45

う
後ろ向き（レトロスペクティブ）研究　57
打ち切り　131

え
エビデンス　139, 167
エビデンスレベル　139

お
オッズ　76, **79**
オッズ比（OR）　76, **79**, 122, **125**

か
χ（カイ）　105
外的妥当性　59
カイ二乗検定　29, 105, **113**, 118

カイ二乗値　108
カイ二乗分布　109
介入群イベント発生率（EER）　66, **70**
確定診断　46
確率　29, **33**
過誤　38
仮説検定　**41**
偏り☞バイアス
学会発表　158
観察的研究　73
患者背景　59, 120
観測度数　107
感度　46, **51**

き
棄却　31, **33**, 95
期待度数　108
帰無仮説　28, **33**, 95, 107
95%信頼区間（CI）　7, **11**, 123, 142
強度　86

く
偶然の範囲　107
くじ引き　56
クロス集計表　107, **113**

け
傾向スコア　151, **156**
ケース・コントロール研究　77, **79**

179

結果　85
原因　85
研究計画書　171
研究デザイン　73
研究費用　154
検査前確率　45

こ

交絡因子　120
コーディネーター　171
コホート研究　73, **80**
根拠に基づく医療（EBM）　6, 56, 167
コントロール群イベント発生率（CER）
　　66, **70**

さ

採択　31, **33**
最頻値　16, **23**
散布図　83
サンプル　94
サンプル数　134

し

恣意性　60, 154
時間関係　86
時間軸　78
σ（シグマ）　96
システマティックレビュー　144
実薬　27
実臨床（リアルワールド）　59, 118
四分位範囲（IQR）　19
従属変数　119, **125**
自由度　110
主治医の判断　60

症例発表　162
除外診断　46
診療ガイドライン　139
診療指針　139

す

推奨　140
数学モデル　120
スピアマンの相関係数　**89**
スライド　161

せ

正規分布　18, 96
生存時間解析　129, **136**
正の相関　83, **89**
絶対リスク減少率（ARR）　67, **70**
説明変数　119, **125**

そ

相関関係　83, **89**
相対リスク（RR）　**70**
相対リスク減少率（RRR）　67, **70**

た

代表値　16
多変量解析　117, 119, **125**

ち

中央値　16, **23**
治療必要数（NNT）　67, **70**

と

特異性　86
特異度　46, **51**

索引

な
内的妥当性　59

の
ノンパラメトリック検定　**89**, 99, **101**,
　113, **136**

は
バイアス　60, **61**, 120
　交絡——　**61**
　情報——　**61**
　選択——　**61**
　パブリケーション（出版）——　144
背景因子　150
曝露　73
箱ひげ図　20
ハザード比　123, **125**
外れ値　19
バラツキ　95
パラメトリック検定　**89**, 99, **101**

ひ
ピアソンの相関係数　**89**
比較　55
標準偏差　19, 96
標本　16

ふ
負の相関　83, **89**
普遍性　86
プラセボ　27
プレゼンテーション　**165**
プロペンシティスコア　150, 154, **156**

プロペンシティスコア・マッチング法
　150, **156**

へ
平均　16
平均値　16, **23**, 95
βエラー　**41**

ほ
母集団　77

ま
前向き（プロスペクティブ）研究　57, 75

む
無作為比較研究☞ランダマイズ研究
無相関　83

め
メカニズム　86
メタアナリシス　139

や
屋根瓦式の教育システム　147

ゆ
有意差　32, 94, 119

よ
陽性　45
　偽の——　45
　真の——　45
陽性的中率　48

181

ら

乱数表　56
ランダマイズ研究（RCT）　56, **61**, 120, 152

り

利益相反　171
リスク比（RR）　74, **79**
臨床研究　171
倫理委員会　58

れ

レジストリ研究　57, **61**, 120

ろ

ロジスティック回帰解析　121, **125**, 151
論文化　164

欧文

absolute risk reduction（ARR）　67, **70**

box and whisker plot　20

case-control study　77, **79**
CAST 試験　130
cohort study　73, **80**
confounding bias　**61**
control event rate（CER）　66, **70**
Cox 回帰比例ハザード解析　123, **125**, **136**

evidence-based medicine（EBM）　6, 56, 167
experimental event rate（EER）　66, **70**

Fisher の直接確率法　**113**
forest plot　142, **146**

information bias　**61**
interquartile range（IQR）　19

Kaplan-Meier 生存曲線　129, 133, **136**

log-rank 検定　131, **136**

Mann-Whitney 検定　**102**
mean　16, **23**, 95
median　16, **23**
mode　16, **23**

null hypothesis　28, **33**, 95, 107

索 引

number needed to treat（NNT） 67, **70**

odds ratio（OR） 76, **79**, 122, **125**

probability 29, **33**
propensity score 150, 154, **156**
p値 27, **33**, 39, 94

randomized controlled trial（RCT） 56, **61**, 120, 152
relative risk（RR） **70**
relative risk reduction（RRR） 67, **70**
risk ratio（RR） 74, **79**

selection bias **61**
sensitivity 46, **51**
SNP（single nucleotide polymorphism） 158
specificity 46, **51**
survival analysis 129, **136**
Swan-Ganz カテーテル 148

t検定 98, 110
　対応のある―― **102**
　対応のない―― **102**
t値 98

Wilcoxon signed-rank test **102**

183

著者略歴

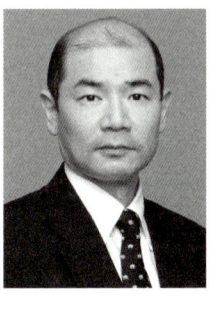

中川 義久 （なかがわ よしひさ）
天理よろづ相談所病院 循環器内科 部長

経 歴
石川県金沢市出身
1961 年 生まれ
1986 年 京都大学医学部卒業
　　　同年 京都大学医学部附属病院
1987 年 浜松労災病院 内科
1990 年 小倉記念病院 循環器科
2002 年 国保松戸市立病院 循環器科医長
2004 年 京都大学医学部附属病院 循環器内科 講師
2006 年 天理よろづ相談所病院 循環器内科 部長
　　　同年 京都大学医学部 臨床教授
2008 年 天理よろづ相談所病院 副院長
2008 年 滋賀医科大学 内科学講座 循環器内科 教授

専門医資格
日本内科学会総合内科専門医，日本循環器学会専門医，日本心血管インターベンション治療学会専門医

所属学会
日本内科学会，日本循環器学会，日本医学教育学会，日本心臓病学会，日本心血管インターベンション治療学会，日本不整脈学会，日本心臓血管内視鏡学会，日本心臓リハビリテーション学会

趣 味
読書を友とし，猫をこよなく愛する．自分は猫と会話可能であると信じている．

恋する医療統計学
　―研修医 凡太郎，統計の勉強をゼロから始めて学会発表までいきま～す！

2015 年 4 月 20 日　　第 1 刷発行	著　者　中川義久
2021 年 5 月 20 日　　第 3 刷発行	発行者　小立健太
	発行所　株式会社 南 江 堂

　〒113-8410 東京都文京区本郷三丁目 42 番 6 号
　☎（出版）03-3811-7236 （営業）03-3811-7239
　ホームページ http://www.nankodo.co.jp/

The Medical Statistics with Love
© Nankodo Co., Ltd., 2015

　　　　　　印刷 三報社／製本 ブックアート
　　　　　イラスト 久保谷智子／装丁 渡邊真介

定価は表紙に表示してあります．
落丁・乱丁の場合はお取り替えいたします．

Printed and Bound in Japan
ISBN978-4-524-25717-1

本書の無断複写を禁じます．
JCOPY 〈出版者著作権管理機構 委託出版物〉
本書の無断複写は，著作権法上での例外を除き，禁じられています．複写される場合は，そのつど事前に，
出版者著作権管理機構（TEL 03-5244-5088，FAX 03-5244-5089，e-mail: info@jcopy.or.jp）の許諾を
得てください．

本書をスキャン，デジタルデータ化するなどの複製を無許諾で行う行為は，著作権法上での限られた例外
（「私的使用のための複製」など）を除き禁じられています．大学，病院，企業などにおいて，内部的に業
務上使用する目的で上記の行為を行うことは私的使用には該当せず違法です．また私的使用のためであっ
ても，代行業者等の第三者に依頼して上記の行為を行うことは違法です．

〈関連図書のご案内〉　＊詳細は弊社ホームページをご覧下さい《www.nankodo.co.jp》

初心者でもすぐにできる **フリー統計ソフトEZR**(Easy R)で誰でも簡単統計解析
神田善伸　著　　　　　　　　B5判・214頁　定価4,180円(本体3,800円＋税10%)　2014.11.

コンサルテーション・スキル Ver.2「選択肢」から「必然」のチーム医療へ
岩田健太郎　著　　　　　　　四六判・528頁　定価3,520円(本体3,200円＋税10%)　2020.7.

PICOから始める医学文献検索のすすめ
小島原典子・河合富士美　編　　　　A5判・152頁　定価3,300円(本体3,000円＋税10%)　2019.2.

リアルワールドデータの真っ赤な真実 宝の山か,ごみの山か
山下武志　著　　　　　　　　A5判・140頁　定価2,970円(本体2,700円＋税10%)　2017.7.

ゼロから始めて一冊でわかる！ **みんなのEBMと臨床研究**
神田善伸　著　　　　　　　　B5判・218頁　定価3,960円(本体3,600円＋税10%)　2016.10.

あなたのプレゼン 誰も聞いてませんよ！ シンプルに伝える魔法のテクニック
渡部欣忍　著　　　　　　　　A5判・226頁　定価3,300円(本体3,000円＋税10%)　2014.4.

続・あなたのプレゼン 誰も聞いてませんよ！ とことんシンプルに作り込むスライドテクニック
渡部欣忍　著　　　　　　　　A5判・184頁　定価3,080円(本体2,800円＋税10%)　2017.10.

国際学会発表・英語論文作成 成功の秘訣 百戦錬磨のインターベンション医が教える
村松俊哉　編　　　　　　　　A5判・236頁　定価3,190円(本体2,900円＋税10%)　2015.7.

新 **英語抄録・口頭発表・論文作成 虎の巻** 忙しい若手ドクターのために
上松正朗　著　　　　　　　　A5判・186頁　定価2,750円(本体2,500円＋税10%)　2017.3.

指して伝える！ 外国語診療ブック
守山敏樹　監修／林田雅至　外国語監修　A4判・432頁　定価4,400円(本体4,000円＋税10%)　2014.4.

総合診療力を磨く「40」の症候・症例カンファレンス 臨床推論の達人を目指せ！
百村伸一　監修／加計正文・神田善伸・小山信一郎　編 A5判・280頁　定価4,180円(本体3,800円＋税10%)　2014.4.

2週間でマスターする **エビデンスの読み方・使い方のキホン** すぐにできるEBM実践法
能登洋　著　　　　　　　　　A5判・96頁　定価1,760円(本体1,600円＋税10%)　2013.9.

ステップアップEBM実践ワークブック 10級から始めて師範代をめざす
名郷直樹　著　　　　　　　　A5判・396頁　定価4,180円(本体3,800円＋税10%)　2009.8.

医の倫理と法 その基礎知識(改訂第2版)
森岡恭彦　著　　　　　　　　A5判・126頁　定価1,980円(本体1,800円＋税10%)　2010.6.

痛みの考えかた しくみ・何を・どう効かす
丸山一男　著　　　　　　　　A5判・366頁　定価3,520円(本体3,200円＋税10%)　2014.5.